Aarthi Ahgilan
Vikineswary Sabaratnam
Vengadesh Periasamy

Inibição de agentes patogénicos microbianos assistida por riboflavina

Aarthi Ahgilan
Vikineswary Sabaratnam
Vengadesh Periasamy

Inibição de agentes patogénicos microbianos assistida por riboflavina

ScienciaScripts

Cover image: www.ingimage.com

This book is a translation from the original published under ISBN 978-3-330-33149-5.

Publisher:
Sciencia Scripts
is a trademark of
Dodo Books Indian Ocean Ltd. and OmniScriptum S.R.L publishing group

120 High Road, East Finchley, London, N2 9ED, United Kingdom
Str. Armeneasca 28/1, office 1, Chisinau MD-2012, Republic of Moldova, Europe
Printed at: see last page
ISBN: 978-620-8-20114-2

ÍNDICE DE CONTEÚDOS

CAPÍTULO 1
INTRODUÇÃO

1.1 Riboflavina

A riboflavina é um pigmento fluorescente verde-amarelo de ocorrência natural, também conhecido por lactoflavina, vitamina G e vitamina B2, que foi estudado pela primeira vez em 1879 (Hertz, 1954). Em 1936, numa conferência em Pittsburgh, a American Chemical Society (ACS) propôs a utilização do termo flavina para designar os pigmentos hidrossolúveis que se tinham revelado essenciais para a alimentação normal dos ratos e para o crescimento dos frangos. Nesta conferência, termos como lactoflavina e vitamina G também foram definidos e abandonados, e a riboflavina foi introduzida como vitamina B2 (Hertz, 1954).

A riboflavina (7, 8-dimetil-10-((2R, 3R, 4S)-2, 3, 4, 5-tetrahidroxipentil) benzo[g] pteridina-2, 4 (3H, 10H)-diona) é um composto natural considerado um nutriente importante para os seres humanos (Figura 1.1). A Figura 1.1a mostra a forma de pó da riboflavina e a Figura 1.1b mostra uma solução de riboflavina diluída com solução salina tamponada com fosfato (PBS).

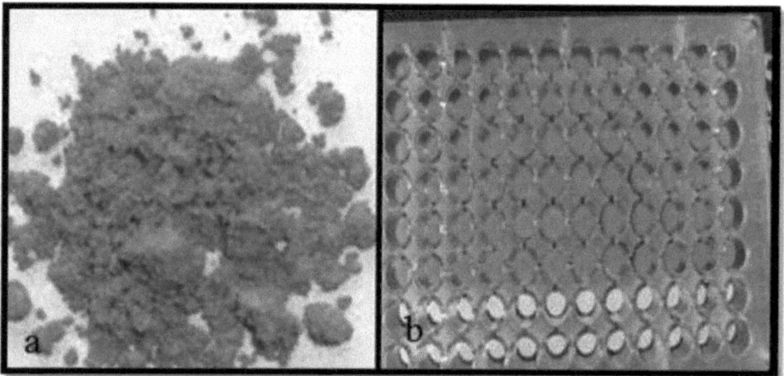

Figura 1.1: Riboflavina em pó (a) e solução (b)

Está presente nos organismos aeróbicos e encontra-se em concentrações bastante elevadas em muitos alimentos, como os cereais, vários tipos de carne e peixes gordos, e alguns frutos e legumes verde-escuros. Apresenta-se sob a forma de cristais amarelo-alaranjados, resistentes ao calor, aos ácidos e à oxidação. No entanto, é sensível à luz, nomeadamente aos raios ultravioleta (UV), como os que se encontram na luz solar. A lavagem e a cozedura prolongada dos alimentos provocam a perda de uma parte da riboflavina. Depois de consumida, a vitamina

B2 é facilmente absorvida pelo intestino delgado e passa para o sangue, onde é transportada para os tecidos. Em caso de absorção excessiva, a riboflavina é excretada na urina sob a forma de outros metabolitos hidrossolúveis, como a 7-hidroximetilriboflavina (7-hidroxirriboflavina) e a lumiflavina (que pode ter uma tonalidade fluorescente verde-amarela). A riboflavina não é tóxica, tal como confirmado por um grande número de testes efectuados antes da sua inclusão na lista GRAS (Generally Recognised As Safe) da FDA (Select Committee on Fatty Substances, 1979). A riboflavina não é armazenada no organismo, exceto em pequenas quantidades no fígado e nos rins (Elson e Haasan, 2003), pelo que deve ser fornecida regularmente na alimentação. A dose atual recomendada de riboflavina é de 0,6 mg por 1000 kcal para pessoas de todas as idades (Select Committee on Fatty Substances, 1979). Durante a gravidez e a amamentação, esta dose é aumentada para 0,3 mg, a fim de restabelecer o aumento da síntese de tecidos para o desenvolvimento fetal e materno e a libertação de riboflavina no leite (Lindsay, 2012). Um estudo americano recente, realizado com mais de 20 000 pessoas com idades compreendidas entre 1 e 74 anos, revelou uma ingestão média de 1,92 e um consumo médio de 1,69 mg por dia (Select Committee on Fatty Substances, 1979).

Na água, a riboflavina apresenta máximos de absorção a 220, 265, 365 e 446 nm. Uma solução líquida amarelo-alaranjada contendo riboflavina é reconstituída como lumicromo ou lumiflavina quando exposta à luz solar direta. A riboflavina também desempenha um papel na produção de energia, activando as importantes coenzimas flavina mononucleótido (FMN) e flavina adenina dinucleótido (FAD). Estas coenzimas transportam o hidrogénio para produzir energia sob a forma de trifosfato de adenosina (ATP) durante a degradação dos hidratos de carbono e das gorduras. A riboflavina também ajuda as células a consumir oxigénio para a respiração e o crescimento celular saudável. É também benéfica para uma boa visão e para a saúde da pele, das unhas e do cabelo (Raymond *et al.*, 2005).

A riboflavina é frequentemente utilizada para tratar e prevenir problemas de visão, como a fadiga ocular e as cataratas, assegurando uma boa visão (Elson & Haasan, 2003). Parece ajudar a aliviar o ardor nos olhos, o lacrimejar excessivo e a redução da visão devido à fadiga ocular. A riboflavina é também utilizada para muitos tipos de stress, fadiga e problemas de vitalidade ou de crescimento (Elson & Haasan, 2003). Para as pessoas com alergias e sensibilidades químicas, a riboflavina-5-fosfato pode ser mais facilmente absorvida do que a riboflavina. A riboflavina é prescrita para várias complicações cutâneas, como acne, dermatite, eczema e úlceras cutâneas. Também ajuda a manter o cabelo, a pele e as unhas saudáveis. A riboflavina é também utilizada para tratar doenças hepáticas, úlceras, problemas digestivos e cãibras nas pernas, e a toma de suplementos pode ser benéfica na prevenção ou durante o tratamento do cancro (Elson & Haasan, 2003; Powers, 2003). No entanto, existem poucos estudos publicados que apoiem estas utilizações gerais (National Research Council, 1989).

Evidências recentes sugerem que as pessoas são deficientes em riboflavina, embora existam muitos tipos de alimentos ricos em riboflavina (Winters *et al.*, 1992; Jakobsen & Jonsdottir, 2003) (Food and Nutrition Board, 1998). A deficiência de riboflavina 5, também conhecida como ariboflavinose, causa a queilose, uma condição caracterizada por lábios secos, escamosos e gretados, uma língua dolorosa e uma erupção cutânea escamosa no escroto ou na vulva. A deficiência está também associada a cegueira nocturna, sensibilidade à luz, baixa estatura, incapacidade de se manter de pé, cataratas, enxaquecas, anemia ligeira e fadiga/depressão. Embora testes como a atividade redutora do glutatião nos glóbulos vermelhos sejam raros, podem ser medidos para detetar sinais de deficiência, mas, em geral, as manifestações clínicas são suficientes para suspeitar de deficiência. A deficiência de riboflavina é um fator de risco para o cancro e as doenças cardiovasculares (Yuvaraj *et al.*, 2008; Hassan *et al.*, 2012). Consequentemente, a suplementação contínua com riboflavina pode prevenir a maioria das doenças, incluindo infecções patogénicas, em humanos com uma dieta normal. Nos seres humanos, não existem provas de toxicidade da riboflavina causada por uma ingestão excessiva. Mesmo quando os indivíduos receberam 400 mg de riboflavina por via oral durante três meses, como parte de um estudo para avaliar a eficácia da riboflavina na prevenção de enxaquecas, não foram observados efeitos secundários a curto prazo (Schoenen *et al.*, 1998; Yee, 1999; Sandor *et al.*, 2000; Boehnke *et al.*, 2004).

A riboflavina desempenha um papel crucial em muitas situações médicas e terapêuticas. Há mais de 30 anos que os suplementos de riboflavina são utilizados em fototerapia para o tratamento da iterícia neonatal (Ennever *et al.*, 1985; Ennever, 1988; Cavallo *et al.*, 2012). A luz ultravioleta com que os bebés são irradiados destrói não só a bilirrubina, a toxina que causa a iterícia, mas também a riboflavina natural no sangue do bebé, que requer suplementação. Os raios UV também podem causar a formação de dímeros de pirimidina no ADN, levando a danos genéticos nas células (Kumar *et al.*, 2004; Goodrich *et al.*, 2006). A exposição extensa ou prolongada à luz UV pode levar à fotólise, à perda da capacidade de formar colónias (morte), à inativação de enzimas e à degradação de ácidos nucleicos. A exposição contínua da riboflavina à luz UV pode estimular a riboflavina a ligar-se ao ácido nucleico (ADN/ARN) (Hardwick *et al.*, 2004; Kumar *et al.*, 2004; Goodrich *et al.*, 2006). Esta ligação conduz a uma adaptação química que constitui um obstáculo à multiplicação dos agentes patogénicos.

Vários estudos sugeriram o efeito bactericida da riboflavina fotoactivada quando utilizada com luz ultravioleta. Em 1965, cientistas japoneses demonstraram que a riboflavina, quando exposta a luz visível ou ultravioleta, pode ser utilizada para inativar o ARN que contém o vírus do mosaico do tabaco (Tsugita *et al.*, 1965). Makdoumi (2011) concluiu que a fotoactivação da riboflavina com luz UV de 365 nm resultou na destruição completa das bactérias e que esta combinação foi mais eficaz do que a luz UV isolada na redução do número de germes. A eficácia desta nova técnica foi descrita em vários artigos na literatura. Recentemente, Schrier *et al* (2009) relataram resultados semelhantes utilizando esta técnica para matar in vitro três bactérias importantes, tais como *S. aureus, Staphylococcus 6aureus resistente à meticilina* (*MRSA*) e *P. aeruginosa*. Martins *et al* (2008) também verificaram que este método era eficaz contra *S. aureus*, *S. epidermidis*, *P. aeruginosa*, MRSA e *Streptococcus pneumoniae resistente a medicamentos* (DRSP), mas não contra *Candida albicans*. No entanto, todos os estudos realizados até à data sobre o tratamento das infecções da corrente sanguínea utilizaram uma combinação de riboflavina e de raios ultravioleta.

Akompong et *al* (2000) realizaram um estudo semelhante, mas sem a utilização de luz ultravioleta, sobre a erradicação de infecções de malária por *Plasmodium falciparum no* sangue humano (Akompong et *al*, 2000), tendo verificado que o crescimento do parasita foi inibido com êxito sem a necessidade de fotoactivação das moléculas de riboflavina e concluído que esta poderia ser utilizada como agente antimicrobiano. No entanto, até ao presente estudo, não foram realizados ou repetidos outros estudos antimicrobianos com riboflavina isolada contra outros tipos de agentes patogénicos.

Neste estudo, propusemos um novo método para inibir o crescimento de várias bactérias gram-positivas e negativas e fungos selecionados com riboflavina sem fotoactivação por luz UV. *Staphylococcus aureus* (SA), *Enterococcus faecalis* (EF*), Salmonella typhi* (ST), *Pseudomonas aeruginosa* (PA), *Escherichia coli* (EC) e *Klebsiella pneumoniae* (KP) foram estudadas como estirpes bacterianas, enquanto *Candida albicans* (CA) foi escolhida como estirpe fúngica.

1.2 Motivação

O número crescente de pessoas afectadas por agentes patogénicos transmitidos pelo sangue e a resistência dos agentes patogénicos aos antibióticos estão a levar à necessidade de encontrar outros tipos de medicamentos mais seguros. Estes factores impulsionaram um estudo destinado a encontrar uma fonte orgânica natural que pudesse ser um potencial antimicrobiano.

1.3 Objectivos

Os objectivos do estudo eram os seguintes;

i. Determinação da concentração inibitória mínima (CIM) de riboflavina sem irradiação UV para inibir o crescimento de agentes patogénicos.
ii. Estudo da eficácia antimicrobiana de concentrações selecionadas de riboflavina em combinação com uma fonte de luz UV de 365 nm para inibir agentes patogénicos.
iii. Demonstração do efeito antimicrobiano da riboflavina em combinação com antibióticos convencionais selecionados em microrganismos patogénicos.

1.4 Resumo do livro

Chapter 1 contém uma introdução à importância da riboflavina, da radiação ultravioleta e do impacto dos modernos agentes patogénicos transmitidos pelo sangue na saúde humana. Este capítulo apresenta também os objectivos do estudo e resume a conceção da abordagem de investigação.

Chapter 2 examina a história da riboflavina e os trabalhos anteriores relevantes para a riboflavina. Os micróbios e as doenças, a história da UVA e a história dos agentes patogénicos transmitidos pelo sangue, bem como a importância do estudo, são discutidos em pormenor. Além disso, é discutida a importância dos antimicrobianos e são explicadas em pormenor as razões pelas quais os agentes patogénicos se tornam resistentes aos medicamentos.

Chapter 3 Este capítulo descreve e explica a metodologia de investigação utilizada neste trabalho. Os subtemas deste capítulo incluem a conceção da investigação e os procedimentos de investigação aplicados. São também explicados os métodos estatísticos utilizados.

No capítulo 4, os resultados foram analisados e discutidos. Estes foram depois comparados com os resultados de estudos anteriores apresentados na revisão da literatura.

Finalmente, o Capítulo 5 resume o estudo e discute o seu impacto. Este capítulo apresenta ainda as limitações e hipóteses do estudo, bem como sugestões para trabalhos futuros.

CAPÍTULO 2
REVISÃO DA LITERATURA

2.1 História da riboflavina

[th]No final do terceiro quadrante do século XVII, os químicos tinham descoberto um composto químico ou pigmento que reflectia uma luz fluorescente verde-amarela. Este pigmento foi inicialmente designado por lactoflavina, vitamina G e vitamina B2 (Blyth, 1879). O estudo e a observação contínuos deste pigmento por numerosos investigadores desde 1925 revelaram as suas propriedades químicas mais evidentes.

Goldberger e Lily tentaram compreender a natureza da pelagra e da sua carência em ratos (Goldberger e Lily, 1926). Neste trabalho, partiram do princípio de que as lesões eram termolábeis (vitamina B), mas descobriram que as lesões eram inibidas por um outro fator que é termoestável. Goldberger chamou a este fator P.P. (pellagra-preventing fator), que mais tarde foi designado por vitamina B2 na Grã-Bretanha e por vitamina G nos Estados Unidos (Sure, 1932). Investigações posteriores sobre esta vitamina revelaram a existência de outros compostos, como o complexo B, que foi considerado como um fator adicional de prevenção da pelagra nos ratos.

Os investigadores realizaram também experiências com uma nova enzima oxidativa obtida a partir de extractos aquosos de leveduras (Williams & Bruce, 2002). Nestes estudos, caracterizaram a enzima como uma enzima amarela devido à sua cor amarela com um reflexo de fluorescência verde. Além disso, verificaram que esta enzima amarela está presente em quase todas as células vivas. Observações comparativas deste composto mostraram que lhe faltavam várias propriedades da vitamina B2. No entanto, Goldberger e Lilly (1926) referiram que esta propriedade estava constantemente a mudar (Gyorgy, 1934). Alguns investigadores notaram uma falta de crescimento, enquanto outros observaram sinais exteriores de dermatite em certos animais de laboratório.

Um outro investigador, Gyorgy (1934), interessado na hipótese de Goldberger e Lilly, prosseguiu a sua investigação e tentou explicar estes fenómenos (Gyorgy, 1934, Birch, 1935). Os seus resultados forneceram várias respostas importantes às observações de Goldberger e Lilly. Segundo Gyorgy, os ratos vivem in vivo sem vitamina B na sua alimentação, pelo que a adição intencional de vitamina B1 e de lactoflavina provocou um aumento da pelagra, que depois se agravou com a adição de vitamina B2. Esta mudança dramática levou à formação de lesões e causou as diferentes caraterísticas observadas por Goldberger e Lilly. Esta situação foi posteriormente tratada por um fator desconhecido, reconhecido por Gyorgy como sendo a vitamina B6. O autor explicou que certas lesões cutâneas podiam ser causadas por uma carência de vitamina B2 ou de vitamina B6. Pensou-se que a vitamina B2 era a causa da pelagra, mas verificou-se mais tarde que a sua ação era semelhante à do ácido nicotínico. Por conseguinte, a riboflavina revelou-se indispensável para o crescimento dos ratos.

Muitos investigadores realizaram novos estudos para compreender melhor as propriedades naturais da riboflavina. Alguns isolaram um composto verde-amarelado intenso da clara de ovo e chamaram-lhe ovoflavina, que se pensava estimular o crescimento dos ratos. Noutro estudo, Booher (1933) referiu que a riboflavina podia ser obtida a partir de soro de leite em pó concentrado e que esta preparação acelerava o crescimento dos ratos (Booher, 1933). Estes compostos específicos foram designados por ovoflavina, lactoflavina e hepatoflavina, consoante a sua origem em diferentes substâncias (Bourquin & Sherman, 1931). Os investigadores colocaram a hipótese de estes compostos poderem ser idênticos entre si. Para confirmar esta hipótese, isolaram estes compostos em pequenas quantidades e tentaram uma comparação direta, que não foi bem sucedida.

Finalmente, em 1936, o termo riboflavina foi reservado para a vitamina B2 e as disposições relativas à lactoflavina e à vitamina G foram consideradas supérfluas (Conseil de pharmacie et de chimie, 1937).

2.2 A importância da riboflavina

Como já foi referido, a riboflavina, também conhecida como vitamina B2 (Figura 2.1), faz parte do complexo vitamínico B. É absorvida pelo organismo. É absorvida pelo organismo. Trata-se de um micronutriente hidrossolúvel, de fácil absorção, que desempenha um papel fundamental na manutenção da saúde humana. A riboflavina apresenta-se sob a forma de um pó cor de laranja que, quando dissolvido em água, apresenta uma fluorescência amarelo-esverdeada intensa. A vitamina B2 só se pode acumular no organismo em pequenas quantidades, pelo que deve ser tomada diariamente.

A riboflavina desempenha uma série de funções no corpo humano e animal. Apoia a produção de energia, facilitando o metabolismo das gorduras, hidratos de carbono e proteínas através da produção de enzimas como as enzimas da tiroide. É utilizada principalmente para prevenir a deficiência de riboflavina ou ariboflavinose (deficiência de riboflavina), o cancro do colo do útero e as enxaquecas. Também é utilizada para tratar o acne, as cãibras musculares, a síndrome dos pés ardentes e as doenças do sangue, como a metahemoglobinemia congénita (Akompong *et al.*, 2000; Hirano *et al.*, 2008) e a aplasia dos glóbulos vermelhos (Foy *et al.*, 1961).

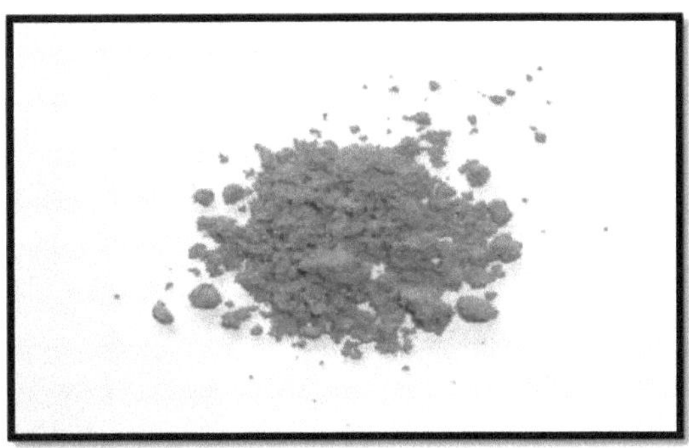

Figura 2.1: Forma de pó de riboflavina-5-fosfato.

Algumas pessoas utilizam a riboflavina para tratar doenças oculares, como a tensão ocular, as cataratas e o glaucoma. Também desempenha um papel importante no tratamento de perturbações do sistema nervoso, como dormência e formigueiro, doença de Alzheimer, epilepsia e esclerose múltipla (Powers, 2003, Ball, 2006; Yuvaraj *et al.*, 2008). A riboflavina combinada com a vitamina B6 tem sido utilizada para tratar a síndroma do túnel cárpico (Folkers *et al.*, 1984). A riboflavina é também essencial para a reprodução, o crescimento, a reparação e o desenvolvimento normais dos tecidos corporais. Foi demonstrado que aumenta os níveis de energia, estimula a função do sistema imunitário e promove a saúde do cabelo, da pele e das unhas (Elson & Haasan, 2003, Powers, 2003). A riboflavina é capaz de melhorar a secreção de muco pela pele, o que ajuda a eliminar as pústulas associadas à rosácea (Richard *et al.*, 2006).

A riboflavina é utilizada para abrandar o processo de envelhecimento, melhorar o desempenho desportivo, tratar úlceras como as aftas, combater o alcoolismo e tratar as doenças do fígado e a anemia falciforme (Hilary, 2003). A riboflavina é também muito útil nos casos de acidose láctica, uma perturbação grave do equilíbrio ácido-base do sangue nas pessoas com síndrome da imunodeficiência adquirida (SIDA) (Saundra & Ali, 2004). Existem provas clínicas preliminares de que a riboflavina pode ser útil no tratamento da acidose láctica em doentes com SIDA causada pela utilização de medicamentos denominados inibidores da transcriptase reversa análogos dos nucleósidos (NRTI). Existem provas de que o aumento do consumo de riboflavina através dos alimentos e suplementos, bem como de tiamina, ácido fólico e vitamina B12, previne o desenvolvimento do cancro do colo do útero (Hilary, 2003). Pode reduzir o risco de desenvolvimento de lesões pré-cancerosas do colo do útero.

Em determinadas condições, a vitamina B2 pode atuar como antioxidante (Marziyeh & Ahmad, 2014). A vitamina B2 medeia a transferência de electrões nas reacções redox celulares que produzem energia a partir de proteínas, hidratos de carbono e gorduras. Os coenzimas da riboflavina são também importantes para a conversão da vitamina B6 e do ácido fólico nas suas respectivas formas activas, bem como para a conversão do triptofano em niacina. A riboflavina está envolvida na produção de energia como parte da cadeia de transporte de electrões que gera energia celular.

A riboflavina é também um nutriente importante para o homem e encontra-se em maior quantidade nas plantas verdes, nomeadamente nas suas folhas, e nos organismos aeróbios. Órgãos como o fígado, os rins, o coração, os peixes gordos e certas plantas são os mais ricos em riboflavina. A riboflavina é estável ao calor, mas passa para a água de cozedura, o que reduz o seu teor nos próprios alimentos.

A riboflavina é facilmente destruída pela luz, pelo que os produtos armazenados em recipientes transparentes perdem o seu teor de riboflavina num curto espaço de tempo. Por conseguinte, os alimentos que contêm riboflavina devem ser armazenados em recipientes opacos. É o caso, por exemplo, do pão e dos cereais, que são frequentemente enriquecidos com riboflavina.

A molécula de riboflavina é solúvel em água porque tem uma estrutura planar e uma estrutura cíclica conjugada com uma cadeia lateral de açúcar (Figura 2.2). A estrutura planar é capaz de intercetar as bases de ADN/ARN dos agentes patogénicos quando exposta à luz invisível e à luz ultravioleta. Foi demonstrado que possui propriedades antipatogénicas e anticancerígenas e tem sido utilizado durante várias décadas na investigação em combinação com a luz UV. Não há dúvida de que foram realizados vários estudos sobre a eficácia da riboflavina quando exposta a determinados comprimentos de onda para inativar os agentes patogénicos (Mirshafiee *et at.*, 2015).

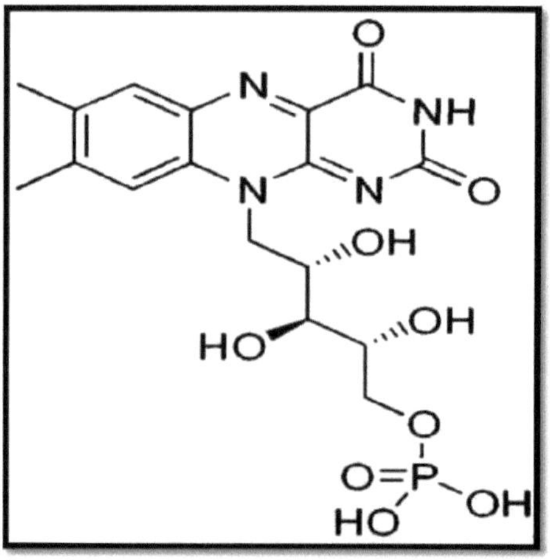

Figura 2.2: Estrutura molecular do mononucleótido de flavina (riboflavina-5-fosfato), formado a partir da riboflavina por ação da enzima riboflavina quinase (Bruce, 2010).

A riboflavina é utilizada para muitos fins médicos e terapêuticos (Siddiqui, 2012). Há mais de 30 anos que os suplementos de riboflavina são utilizados em fototerapia para o tratamento da iterícia neonatal (Amin *et al.*, 1992). A luz ultravioleta com que os bebés são irradiados degrada a bilirrubina e a toxina que causa a iterícia, para além da riboflavina no sangue do bebé. Este facto exige a administração adicional de riboflavina (Amin *et al.*, 1992).

A riboflavina não é tóxica por via oral, uma vez que não é absorvida em quantidades perigosas devido à sua baixa solubilidade no aparelho digestivo (Select Committee on Fatty Substances, 1979). Embora possam ser administradas doses tóxicas por injeção, qualquer excesso em relação às doses necessárias na dieta é eliminado na urina, onde assume uma cor amarela brilhante em grandes quantidades. No ser humano, não existem provas de toxicidade da riboflavina causada por uma absorção excessiva. Embora um estudo tenha implicado a administração oral de 400 mg/dia de riboflavina a voluntários durante três meses para avaliar a eficácia da riboflavina na prevenção das enxaquecas, não foram registados efeitos secundários a curto prazo (Boehnke *et al.*, 2004).

De acordo com a Research Development Association (RDA), as recomendações para a ingestão de riboflavina dependem do peso, da taxa metabólica, da altura e da ingestão calórica de cada pessoa (National Research Council, 1989). As necessidades de riboflavina devem corresponder às necessidades energéticas e metabólicas totais. A DDR de riboflavina é de 1,7 mg/dia para um homem adulto e de 1,3 mg/dia para uma mulher adulta (National Research Council). A quantidade contida em muitas preparações multivitamínicas (por exemplo, 20 - 25 mg) é mais do que suficiente para a maioria das pessoas. As mulheres grávidas necessitam de mais 0,3 mg por dia e as mulheres que amamentam de 0,5 mg por dia. Em adultos saudáveis, a concentração de riboflavina no sangue foi medida em (116 ± 46) nmol/l (Kirshenbaum *et al.*, 1987).

2.3 Deficiência de riboflavina

A riboflavinose é uma doença que ocorre nos seres humanos devido a uma deficiência de riboflavina no organismo. Tem um impacto significativo no metabolismo dos hidratos de carbono, dos lípidos e das proteínas. Estes três componentes alimentares essenciais necessitam de riboflavina para que o organismo utilize corretamente a energia. **A carência de riboflavina** pode provocar olhos vermelhos, sensibilidade anormal à luz, comichão e ardor nos olhos, inflamação da boca, língua dorida e ardente e lábios e cantos da boca gretados (Hilary, 2003). A carência de riboflavina conduz também a uma perturbação das hormonas, como as hormonas supra-renais (Hilary, 2003). A deficiência de riboflavina pode também levar a doença hepática crónica ou à necessidade de nutrição parental total (TPN).

2.4 Informações gerais sobre a luz ultravioleta

O espetro ultravioleta divide-se em UVA (315 - 400 nm), UVB (280 - 315 nm), UVC (100 - 280 nm), UV próximo (300 - 400 nm), UV médio (200 - 300 nm), UV distante (122 - 200 nm), hidrogénio Lyman-alfa (121 - 122 nm), UV de vácuo (10 - 200 nm) e UV extremo (10 - 121 nm) (Figura 2.3). Após a fusão nuclear, o Sol emite radiação ultravioleta. Quando estes raios atingem a Terra, o campo magnético terrestre actua como um escudo, protegendo-nos dos seus efeitos nocivos. No entanto, 2,3% destes raios penetram na nossa atmosfera e causam efeitos positivos e negativos (Kishenbaum *et al.*, 2006).

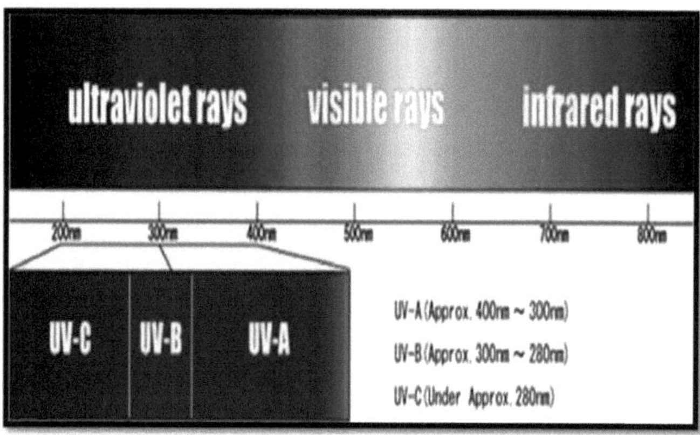

Figure 2.3: Types of ultraviolet (Kurt, 2001).

A radiação UV, como o ultravioleta distante e o ultravioleta de vácuo, é completamente absorvida pela nossa atmosfera, pelo que é praticamente invisível no nosso ambiente. No entanto, a capacidade da radiação UV para matar bactérias é explorada em lâmpadas germicidas. Como efeito negativo, a radiação UV pode causar danos graves nas camadas exteriores da epiderme humana, tais como queimaduras solares, queimaduras da córnea e cegueira da neve, se uma área específica da pele for acidentalmente exposta em excesso à radiação UV. Felizmente, estas lesões podem ser curadas em poucos dias, mas podem ser muito dolorosas.

Os raios ultravioletas são os mais perigosos, pois podem danificar o ADN das células. No entanto, são necessários para os seres humanos como precursores da produção de vitamina D. A exposição excessiva aos raios UV pode causar vermelhidão e cataratas, além de contribuir para o cancro da pele. As pessoas que trabalham ao ar livre são as mais expostas. Embora os raios UV estejam quase totalmente protegidos pela camada de ozono, podem atingir o solo devido à destruição do ozono, o que aumenta a probabilidade de cancro da pele.

A forma mais comum de radiação ultravioleta no ambiente é a UVA, também conhecida como "luz negra". Este tipo de radiação é muito pouco absorvido pelo ozono da atmosfera. Além disso, é parcialmente vital para o ser humano como precursor da vitamina D. As lâmpadas ultravioletas são utilizadas em fototerapia e em solários, no âmbito de tratamentos cosméticos. Esta radiação tem a capacidade de bronzear ou escurecer as camadas exteriores da pele morta. No entanto, em caso de exposição permanente, podem provocar vários problemas, como vermelhidão, cataratas, pele áspera e enfraquecimento do sistema imunitário.

Os efeitos fotoquímicos dos raios UV podem ser reforçados por substâncias químicas como as pílulas contraceptivas, a tetraciclina, o sulfatissolo, os ciclamatos, os antidepressivos, os destilados de alcatrão de hulha dos champôs anti-caspa, o óleo de cal e certos produtos cosméticos (The Fred Hutchinson Cancer Research Centre, 1972). Os difusores de vestuário, policarbonato, vidro, acrílico e plástico utilizados na iluminação de escritórios oferecem proteção UV (The Fred Hutchinson Cancer Research Centre, 1972). As loções de bronzeamento podem ser utilizadas como proteção UV a curto prazo.

Se estiver demasiado exposto à radiação ultravioleta, pode ser vítima dela de forma inesperada. Os raios UV são invisíveis e têm um tempo de reação lento. Para evitar tais acidentes, todos os materiais e equipamentos relacionados com a radiação UV são geralmente rotulados com todas as precauções e avisos necessários na tampa da embalagem do produto ou à entrada das instalações onde se encontram as fontes de UV. De acordo com as informações fornecidas, os acidentes relacionados com a radiação UV ocorrem geralmente devido à falta de cuidado das pessoas que trabalham com ou perto de fontes de UV. Isto deve-se a coberturas de proteção inadequadas e a equipamento rachado ou partido (Betsy, 1997). As consequências de tais acidentes dependem do tipo de radiação UV e da duração da exposição.

2.5 Importância da radiação ultravioleta

Quantidades moderadas de raios ultravioletas são benéficas para os seres humanos em termos de produção de vitamina D. A exposição aos raios ultravioletas é igualmente benéfica para a maior parte das doenças, como o raquitismo, a psoríase, o eczema e a iterícia. Os raios UVA e UVB do sol, em particular, estimulam a produção de vitamina D. A vitamina D ajuda a reforçar os ossos, os músculos e o sistema imunitário do organismo (IARCH Handbooks for Cancer Prevention, 2001). Pode também reduzir o risco de cancros como o cancro do cólon (IARCH Handbooks for Cancer Prevention, 2001). A luz ultravioleta das lâmpadas fluorescentes também é utilizada para tratar a iterícia neonatal (Olsen *et al.*, 1996). Nesta doença, a pele segrega as suas células demasiado depressa, o que leva ao aparecimento de manchas com comichão e descamação. A exposição aos raios ultravioleta abranda o crescimento das células da pele e reduz os sintomas.

Alguns investigadores também acreditam que a luz solar estimula a glândula pineal no cérebro a produzir certas substâncias químicas, chamadas triptaminas, que melhoram o nosso humor (Environmental Health Indicators, 2008). As lâmpadas ultravioletas são também utilizadas para esterilizar espaços de trabalho, laboratórios e instrumentos. A sua radiação é utilizada em estações de tratamento de água potável e em projectos de reciclagem de águas residuais (Environmental Health Indicators, 2008). Estas lâmpadas são também utilizadas na indústria alimentar como um meio não térmico de esterilização dos alimentos (Environmental Health Indicators, 2008). Os animais, incluindo aves, abelhas e répteis, são capazes de ver no ultravioleta próximo para detetar frutos maduros, flores e sementes, que se destacam mais (Environmental Health Indicators, 2008). Os frutos, as flores e as sementes têm frequentemente um aspeto muito diferente do que os humanos vêem. Sob a luz ultravioleta, por exemplo, algumas flores têm linhas diferentes que podem ajudar as abelhas e os pássaros a encontrar o néctar. Muitos insectos utilizam a luz ultravioleta dos objectos celestes como ponto de referência para a navegação em voo. É por isso que a luz atrai por vezes os insectos em voo e perturba o seu processo de navegação.

A luz ultravioleta é utilizada para estudar a estrutura química de várias substâncias e é amplamente utilizada em espectrofotómetros visíveis para determinar a presença de fluorescência numa determinada amostra (Environmental Health Indicators, 2008). É também utilizada na fotolitografia de resolução fina, estando por isso muito difundida na indústria eletrónica (Environmental Health Indicators, 2008). A radiação ultravioleta pode ser utilizada para detetar impurezas ou a deterioração do isolamento em equipamentos eléctricos (Environmental Health Indicators, 2008). É também utilizada como detetor de incêndios (Environmental Health Indicators, 2008).

As proteínas verdes fluorescentes são utilizadas como marcadores em experiências genéticas (Environmental Health Indicators, 2008). Muitas substâncias, como as proteínas, são capazes de absorver os raios ultravioleta e reemiti-los em diferentes comprimentos de onda, o que torna possível reconhecer as proteínas como impressões digitais. Esta propriedade é atualmente utilizada na genética, na bioquímica e noutros domínios conexos. Também é possível desenvolver métodos artificiais para produzir um efeito de bronzeamento utilizando a radiação ultravioleta, por exemplo em solários (Environmental Health Indicators, 2008).

2.6 Efeitos nocivos da luz ultravioleta

Os efeitos nocivos da exposição à radiação ultravioleta podem ser considerados agudos ou crónicos. Os efeitos agudos da exposição aos raios UVA e UVB são de curta duração e reversíveis. Envolvem principalmente queimaduras solares ou eritema e bronzeamento ou escurecimento da pigmentação. Os efeitos crónicos da exposição aos raios UV podem ser muito mais graves, podendo mesmo pôr em risco a vida, e incluem o envelhecimento prematuro da pele, a supressão do sistema imunitário, lesões oculares e cancro da pele (Diffey, 1991).

A radiação ultravioleta é um carcinogéneo humano ambiental (U.S. Department of Health and Human Services, 2014). É o carcinogéneo mais comum e universal no nosso ambiente. Existem três tipos principais de cancro da pele causados pela exposição excessiva ao sol: o carcinoma basocelular, o carcinoma espinocelular e o melanoma. Estudos mostram que 90% dos cancros da pele são causados pelos raios ultravioleta (Koh *et al.*, 1996). As queimaduras solares são causadas pela absorção de energia dos raios ultravioleta, resultando em danos nas células da pele. A exposição excessiva aos raios ultravioleta também tem um efeito supressor nocivo no sistema imunitário. Os cientistas acreditam que as queimaduras solares podem alterar a distribuição e a função dos glóbulos brancos que combatem as doenças nos seres humanos até 24 horas após a exposição solar (United States Environmental Protection Agency, 2006).

Além disso, a exposição prolongada à luz ultravioleta ou à sua elevada intensidade pode danificar o tecido ocular e causar queimaduras na superfície do olho, conhecidas como fotoqueratite. Estes efeitos desaparecem geralmente em poucos dias, mas podem levar a outras complicações mais tarde na vida. Os raios UV aceleram o processo de envelhecimento da pele, uma vez que quebram o colagénio e o tecido conjuntivo sob a camada superior da pele. Isto provoca o aparecimento de rugas, manchas castanhas e perda de elasticidade da pele (Environmental Health Indicators, 2008).

Os produtos industriais, como muitos polímeros utilizados em produtos de consumo, incluindo plásticos, nylon e poliestireno, deterioram-se ou perdem a sua resistência quando expostos à luz ultravioleta. A luz UV também desvanece as cores de muitos pigmentos, tais como corantes alimentares, cosméticos, tecidos, plásticos, tintas, tintas de impressão e outros materiais (Environmental Health Indicators, 2008).

2.7 Estudos anteriores sobre a riboflavina

Recentemente, a riboflavina tem sido utilizada em novos métodos de tratamento para retardar ou parar a progressão do ceratocone, uma doença da córnea (Martins *et al.*, 2008). Na ligação cruzada do colagénio da córnea (CXL), são aplicadas gotas de riboflavina na superfície da córnea do doente. Uma vez que a riboflavina tenha penetrado na córnea, é efectuada fototerapia com luz ultravioleta. Esta reticula o colagénio, aumentando a resistência à tração da córnea. Vários estudos demonstraram que este tratamento pode estabilizar o ceratocone. Vários cientistas demonstraram também o efeito bactericida da riboflavina fotoactivada com luz ultravioleta.

Em 1965, cientistas japoneses demonstraram que a riboflavina, quando exposta a luz visível ou ultravioleta, pode ser utilizada para inativar o ARN que contém o vírus do mosaico do tabaco (Tsugita *et al.*, 1965). McDoomie (2011) concluiu que a fotoactivação da riboflavina com luz UV de 365 nm resultava na destruição completa das bactérias e que esta combinação era mais eficaz do que a luz UV isolada na redução das populações bacterianas. A eficácia desta nova técnica foi descrita em vários artigos na literatura. Schrier *et al* (2009) relataram recentemente resultados semelhantes utilizando este método para matar três bactérias importantes in vitro, *S. aureus*, MRSA e *P. aeruginosa* (Schrier *et al.*, 2009). Martins *et al* (2008) descobriram que este método era eficaz contra *S. aureus*, *S. epidermidis*, *P. aeruginosa*, MRSA e DRSP, mas ineficaz contra *Candida albicans* (Martins *et al.*, 2008). No entanto, todos os estudos realizados até à data sobre o tratamento de infecções da corrente sanguínea utilizaram uma combinação de riboflavina e irradiação UV.

A inativação dos agentes patogénicos depende também das fontes de raios UV que penetram na célula bacteriana. Este facto tem sido um obstáculo ao desenvolvimento da investigação existente sobre o tratamento de infecções transmitidas pelo sangue em tecidos biológicos profundos. Além disso, os efeitos negativos da ionização UV nos tecidos biológicos têm dificultado o desenvolvimento de estudos in vivo. Existe, portanto, uma necessidade urgente de otimizar a eficácia da riboflavina sem a combinar com a irradiação UV.

Em 2000, foi efectuado um estudo sobre a erradicação de uma infeção por paludismo no sangue utilizando riboflavina sem a utilização de luz ultravioleta. Akompong *et al* (2000) realizaram um estudo sobre o tratamento de infecções de malária *por Plasmodium falciparum* no sangue humano sem a utilização de luz ultravioleta. O seu estudo revelou uma inibição bem sucedida do crescimento do parasita. Este trabalho tornou a riboflavina segura para o tratamento de doentes com malária e concluiu que poderia ser utilizada como agente antimicrobiano (Akompong *et al.*, 2000). Por outro lado, Coimbra & Jungueira (2003) referem nos seus estudos que uma dose elevada de riboflavina e a exclusão da carne vermelha da alimentação favorecem a recuperação de certas funções motoras em pacientes com doença de Parkinson. Estes resultados sugerem que a riboflavina pode ser utilizada no tratamento de pacientes que sofrem desta doença (Coimbra & Jungueira, 2003).

Em contrapartida, Gariballa e Ullegaddi demonstraram no seu estudo que a toma de suplementos com 5,0 mg de riboflavina em 96 doentes com AVC isquémico agudo reduzia os danos oxidativos e o edema cerebral. A toma de um suplemento de 5 mg de riboflavina durante quinze dias melhorou significativamente o estado de saúde dos doentes com AVC agudo (Gariballa & Ullegaddi, 2007).

Yuvaraj *et al.* realizaram um estudo em 2005 para determinar se a coadministração de coenzima Q10, niacina e riboflavina com tamoxifeno, um fármaco anti-estrogénio não esteroide mais frequentemente utilizado como terapia hormonal adjuvante no tratamento do cancro da mama, poderia aumentar o estado antioxidante em mulheres pós-menopáusicas com cancro da mama. Foram estudadas 78 pacientes pós-menopáusicas com cancro da mama que receberam tamoxifeno durante 90 dias. O suplemento preveniu eficazmente o stress oxidativo associado à administração de tamoxifeno. Este estudo concluiu que a riboflavina pode igualmente atuar como fotossensibilizador e que esta propriedade poderia ser utilizada na terapia fotodinâmica do cancro.

Mais tarde, o efeito da riboflavina em combinação com a cisplatina, um dos medicamentos anti-cancro mais eficazes, foi estudado num modelo de ratinho. A administração de riboflavina à luz da espetroscopia de infravermelhos reduziu os danos no ADN causados pela cisplatina no fígado e nos rins. Este estudo mostrou resultados promissores, mas são necessários mais estudos clínicos em primatas superiores e em seres humanos para determinar se a riboflavina pode ser um adjuvante eficaz da quimioterapia em seres humanos (Hassan *et al.*, 2012).

2.8 Micróbios e doenças

A sépsis é uma das mais graves crises de saúde pública. É uma resposta devastadora e potencialmente fatal à infeção. É um estado de infecciosidade que pode levar a danos nos tecidos, falência de órgãos e morte devido à libertação de toxinas dos agentes patogénicos nas células sanguíneas e no plasma sanguíneo. Os doentes que desenvolvem sépsis correm um risco acrescido de complicações e morte, enfrentam custos de saúde mais elevados e necessitam de um tratamento mais prolongado. De acordo com a Organização Mundial de Saúde (OMS), uma média de 8 milhões de novos casos e 3 milhões de mortes são diretamente atribuíveis a estas doenças todos os anos (Morse, 2009; Smyth *et al.*, 2008) (Figura 2.4). Longe de ter terminado, a luta para controlar estas doenças atingiu uma fase crítica. De acordo com um estudo da OMS de 1996, as doenças infecciosas continuam a ser a principal causa de morte no mundo e são responsáveis por pelo menos 17 milhões (cerca de 33%) dos 52 milhões de pessoas que morrem todos os anos (OMS, 1996). Destes 17 milhões, cerca de 9 milhões são crianças, e cerca de metade da população mundial de 5,72 mil milhões está em risco de contrair muitas doenças endémicas (OMS, 1996). O National Center for Health Statistics (NCHS) do CDC estima que o número de pessoas hospitalizadas por sépsis aumentou de 621 000 em 2000 para 1141 000 em 2008. Em 2008, a proporção de doentes hospitalizados que tiveram alta para outros hospitais de curta duração ou instalações de cuidados prolongados foi mais elevada entre os doentes com sépsis ou septicemia (36%) do que entre os doentes com outras doenças (14%). No entanto, 17% das hospitalizações por sépsis foram fatais, em comparação com apenas 2% das outras hospitalizações (OMS, 2014).

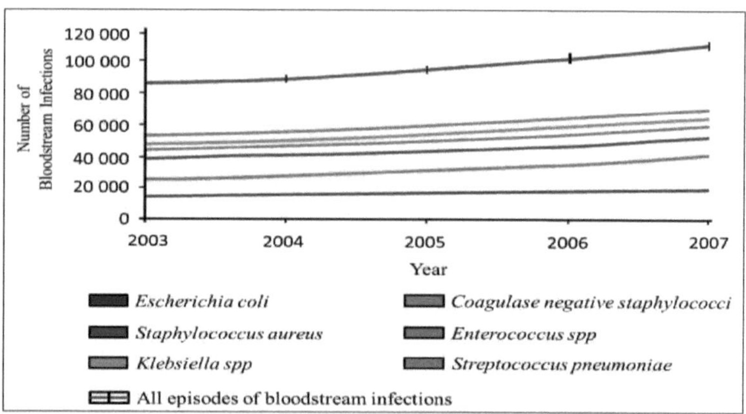

Figura 2.4: Notificação de infecções associadas aos cuidados de saúde entre 2003 e 2007 (OMS, 2003-2007).

Se não forem tratadas, as infecções da corrente sanguínea podem levar à septicemia. Até agora, existem possibilidades de tratamento positivo das infecções da corrente sanguínea com 19 antimicrobianos atualmente disponíveis. A evolução dos micróbios conduziu a uma resistência crescente aos antibióticos e causou mutações cromossómicas, a expressão indutiva de genes cromossómicos ocultos ou a troca de material genético por transformação, transdução de bacteriófagos e conjugação de plasmídeos (Randall & Michael, 1996). Esta situação torna difícil o tratamento com os antimicrobianos modernos.

Em termos simples, a resistência antimicrobiana significa que os micróbios encontraram uma forma de impedir que o medicamento os mate ou danifique. O princípio subjacente ao desenvolvimento da resistência antimicrobiana é que os agentes patogénicos sobrevivem graças à resistência antimicrobiana, pelo que a maioria dos micróbios se multiplica muito rapidamente. Naturalmente, a maioria dos micróbios é sensível a diferentes antimicrobianos, pelo que diferentes micróbios desenvolvem resistência a diferentes medicamentos. Apenas algumas bactérias foram sempre resistentes a determinados antibióticos, e cada antibiótico só actua num microrganismo específico. Mas, por vezes, as bactérias também podem tornar-se resistentes a antibióticos que anteriormente as mataram ou danificaram. Os agentes patogénicos podem tornar-se resistentes de várias formas, por exemplo, através de uma alteração acidental no material genético da bactéria, conhecida como mutação. Isto pode fazer com que o material genético da bactéria se torne resistente a um medicamento.

Os agentes patogénicos podem também tornar-se resistentes apropriando-se de material genético que contém instruções que codificam a resistência aos antibióticos. Este material genético pode provir de vírus e de células bacterianas ou de plasmídeos, ou seja, laços de ADN numa célula bacteriana que estão separados do seu cromossoma. Isto acontece porque as bactérias têm apenas um cromossoma, ao contrário de nós, humanos, que temos 23 pares de cromossomas em cada célula. Estes plasmídeos podem mover-se de uma bactéria para outra, absorvendo e transmitindo partes do material genético (Gyles & Boerlin, 2014). Se um plasmídeo contém material genético que codifica a resistência aos antibióticos, pode ser transmitido a muitas outras bactérias. Isso explica, portanto, como a resistência aos antibióticos pode se desenvolver, mas não explica como essas instruções genéticas impedem que o antibiótico prejudique as bactérias.

Além disso, os agentes patogénicos podem adquirir resistência aos antibióticos através da inativação do antibiótico antes de este entrar na célula bacteriana. A resistência desenvolve-se quando os agentes patogénicos reduzem drasticamente a absorção do antibiótico pela célula bacteriana e aumentam a quantidade de antibiótico bombeado para fora da célula. Como resultado deste processo, o agente patogénico multiplica-se e reforça o efeito do antibiótico na célula bacteriana. Nesta fase, o agente patogénico utiliza vários meios para se multiplicar, alimentar e manter a sua estrutura, permitindo-lhe funcionar apesar da ação do antibiótico (Albert *et al.*, 2002).

A resistência antimicrobiana é um dilema relacionado com a escolha limitada de medicamentos eficazes para o tratamento de infecções. Quanto mais frequentemente um antimicrobiano é utilizado, mais resistência se desenvolve nos microrganismos que ele trata (Eileen *et al.*, 2010). Por exemplo, apenas alguns anos após o desenvolvimento da penicilina, foi observada resistência a este agente *em S. aureus*. Trata-se de uma bactéria que faz parte da microflora e que se encontra frequentemente na nossa pele. Algumas espécies de *S. aureus* são atualmente resistentes a quase todos os antibióticos e são muito difíceis de tratar quando causam doenças (Eileen *et al.*, 2010). Após anos de utilização intensiva de penicilina, várias espécies de bactérias tornaram-se resistentes a este medicamento. Infecções menores que antes eram fáceis de tratar podem levar a doenças mais graves se esta tendência se mantiver, uma vez que a gama de antimicrobianos eficazes continua a diminuir. O principal desafio que enfrentamos é o desenvolvimento de microrganismos multi-resistentes (Eileen *et al.*, 2010). Isto ocorre quando um agente patogénico se torna resistente a mais do que um antimicrobiano. Quanto maior for o número de agentes patogénicos que se tornam resistentes, mais difícil é tratá-los. Este é um problema para infecções como o MRSA (Eileen *et al.*, 2010).

Um medicamento antimicrobiano eficaz deve ter as seguintes caraterísticas: uma ação forte e selectiva no alvo, uma boa absorção no local de administração, uma distribuição adequada no organismo, uma estabilidade suficiente nos tecidos e uma não toxicidade para o doente (Franklin & Snow, 2005a). Estes fármacos podem inibir a síntese da parede celular, das proteínas ou dos ácidos nucleicos, ou modificar a permeabilidade das membranas celulares (Jawetz, 1980).

2.9 Infecções causadas por microrganismos

2.9.1 *Staphylococcus aureus*

Os estafilococos são anaeróbios facultativos. São Gram-positivos, ocorrem em grupos sésseis e são catalase-positivos. São os principais componentes da flora normal da pele e do nariz de todos os seres humanos. *O S. aureus* é uma das causas mais comuns de infecções oportunistas em meio hospitalar e comunitário, incluindo pneumonia, osteomielite, artrite séptica, bacteriemia, endocardite, abcessos/furúnculos e outras infecções cutâneas. Tem também uma cor dourada. *O S. aureus* é um germe extremófilo que consegue sobreviver em temperaturas extremas ou noutras condições inóspitas. Cerca de 70-90% da população é portadora desta estirpe de *Staphylococcus* aureus nas suas narinas em qualquer altura (Williams, 1963). Embora esteja presente na pele em apenas 520% das pessoas saudáveis, até 40% são portadores desta estirpe noutros locais, por exemplo na garganta, vagina ou reto, durante períodos variáveis que vão de algumas horas a vários anos, sem apresentarem sintomas ou ficarem doentes. Continua a ser uma das cinco causas mais comuns de infecções hospitalares e é uma causa frequente de infeção em feridas pós-operatórias. Cerca de 500.000 doentes hospitalares americanos contraem uma infeção estafilocócica todos os anos (Bowersox, 1999). A bactéria pode espalhar-se por todo o corpo e levar à morte se não for tratada.

5. aureus prospera nos hospitais, onde infecta o pessoal médico e os doentes que foram submetidos a cirurgia, sofrem de dermatite aguda, diabetes insulino-dependente ou nefropatia por diálise, ou recebem injecções frequentes para aliviar alergias. *A bactéria Staphylococcus aureus* também pode contaminar a roupa de cama, cateteres e outros objectos. *O S. aureus* causa uma grande variedade de infecções. As mais comuns são os furúnculos e a inflamação da pele à volta do fio de cabelo (foliculite). O choque tóxico (TSS) e a síndrome de escaldadura (SSS) encontram-se entre as consequências mais graves. °A SST é uma infeção potencialmente fatal caracterizada por fortes dores de cabeça, dores de garganta, febre até 105 graus Celsius e uma erupção cutânea semelhante a uma queimadura solar que se espalha do rosto para o resto do corpo. Os sintomas surgem subitamente e provocam também desidratação e diarreia aquosa. Nas primeiras 48 horas, pode ocorrer um fluxo sanguíneo insuficiente para as partes periféricas do corpo (choque) e perda de consciência. Entre o terceiro e o sétimo dia da doença, a pele das palmas das mãos, das plantas dos pés e de outras partes do corpo descama. Podem desenvolver-se sucessivamente lesões renais, hepáticas e musculares.

Rara nos adultos e mais frequente nos recém-nascidos e nas crianças com menos de cinco anos, a SSS resulta de uma infeção localizada da pele. Pode haver uma febre ligeira ou um aumento do número de glóbulos brancos que combatem a infeção. As erupções vermelhas brilhantes espalham-se do rosto para outras partes do corpo, acabando por formar escamas. Formam-se bolhas grandes e moles no local da infeção e noutros locais. Quando rebentam, expõem a pele inflamada, que tem o aspeto de uma queimadura.

6. aureus também pode causar doenças respiratórias, infeção e pus sob a pele (escaras), inflamação dos tecidos que se estendem sob a pele e causam dor e inchaço, inflamação dos tecidos que rodeiam e protegem a medula espinal e o cérebro (meningite), inflamação dos ossos e da medula óssea (osteomielite), pneumonia e inflamação das válvulas e paredes do coração (endocardite).

2.9.2 *Enterococcus faecalis*

O E. faecalis pertence à família *Enterococcaceae* e à classe dos bacilos. São cocos Gram-positivos, anaeróbios facultativos, ocorrem isoladamente, em pares ou em cadeias curtas, não hemolisam em ágar sangue após 24 horas, mas podem apresentar hemólise alfa após 48 horas. *O E. faecalis* é frequentemente encontrado em 30-90% dos casos em dentes tratados por canal radicular (Molander *et al.*, 1998). A probabilidade de as raízes dentárias serem infectadas por *E. faecalis* é nove vezes maior do que no caso de uma infeção primária (Rocas *et al.*, 2004). [58] Habita frequentemente o trato intestinal (10-10 CFU por grama de fezes) e o trato genital feminino e está por vezes associado a infecções do trato urinário, bacteriemia e endocardite bacteriana (Murray, 1990; Hidron *et al.*, 2008).

O E. faecalis é um componente importante da flora intestinal humana e uma das principais causas de infecções nosocomiais em todo o mundo (Richards *et al.*, 2000). Os enterococos estão associados a uma grande variedade de doenças, incluindo infecções pélvicas, abcessos intra-abdominais, infecções pós-operatórias, bacteriemia, endocardite e infecções do trato urinário (Evans & Chinn, 1947; Jett *et al.*, 1994; McBride *et al.*, 2007). A capacidade do *E. faecalis* para causar infecções graves está ligada à resistência inerente a esta bactéria, que lhe permite tolerar condições secas, persistir no ambiente hospitalar e depois resistir às defesas do hospedeiro (Jett *et al.*, 1994; Kramer *et al.*, 2006). Além disso, os enterococos são particularmente capazes de adquirir resistência aos antibióticos e de propagar estes elementos dentro e fora do género (Weigel, 2003; McBride *et al.*, 2007).

Além disso, a citolisina, uma toxina produzida pela *E. faecalis*, é responsável pela rutura de várias membranas alvo e contribui para a toxicidade ou letalidade da infeção. Ao inativar a citolisina, é possível reduzir a quantidade da bactéria na corrente sanguínea sem prejudicar muitos dos microrganismos naturalmente presentes no organismo. As preparações combinadas permitem atingir este objetivo, uma vez que actuam de forma muito específica.

[O]Outras caraterísticas do *E. faecalis* são: imóvel, diâmetro micrométrico, anaeróbios facultativos (preferem condições anaeróbias), requisitos nutricionais complexos e variáveis, fermentação simples, mecanismo de patogenicidade desconhecido, membros do género Streptococcus, pertencem ao grupo serológico D *Streptococcus* Lansfield, catalase negativo, crescimento ótimo a 37 C e sensível à cloração.

O grupo Enterococcus é um subgrupo de estreptococos fecais que inclui pelo menos cinco espécies: *S. faecalis*, *S. faecium*, *S. durans*, *S. gallinarum* e *S. avium*. Distinguem-se dos outros estreptococos pela sua capacidade de se desenvolverem a um pH elevado (9,6-10), a uma temperatura elevada (45°C) e a uma concentração elevada de sal (6,5% de cloreto de sódio). Os enterococos são geralmente resistentes a muitos antibióticos gram-positivos, como as tetraciclinas, os aminoglicosídeos, as sulfonamidas, certas penicilinas e as lincosamidas. *E. faecalis* e *E. faecium* são as espécies mais frequentemente encontradas nos seres humanos.

E. faecalis é a única espécie de Enterococcus *faecalis* que foi caracterizada geneticamente até à data (Gilmore *et al.*, 2014). O seu genoma tem 3 milhões de bases. Dois mecanismos genéticos descobertos pela primeira vez nos enterococos são as transposições conjugativas e os feromonoplasmídeos sexuais. Algumas estirpes necessitam de vitaminas B e aminoácidos para o seu crescimento.

Os enterococos são utilizados como um indicador bacteriano para determinar o nível de contaminação fecal dos alimentos e das águas superficiais para fins recreativos. Foram propostas normas de qualidade da água para águas de recreio com base na densidade de enterococos. Para as águas de recreio de água doce, esta norma é de 33 enterococos/100 ml. Para as águas marinhas, a norma é de 35 enterococos/100 ml (Benoit & Denis, 2007). Estas recomendações baseiam-se numa análise genómica média de, pelo menos, cinco amostras ao longo de um período de 30 dias durante a época balnear. Existem dois tipos de métodos de amostragem: o método de filtro de membrana e o método de tubos múltiplos (Benoit & Denis, 2007). O método do filtro de membrana é utilizado para amostras de água doce e de água salgada. No entanto, não é adequado para águas muito turvas. O método dos tubos múltiplos é aplicável à água doce e à água do mar, mas é principalmente utilizado para águas residuais brutas e cloradas.

2.9.3 *Pseudomonas aeruginosa*

A Pseudomonas aeruginosa é um membro da classe de bactérias gama-proteobactérias. É um bacilo aeróbio gram-negativo pertencente à família bacteriana *Pseudomonadaceae*. Quase todas as estirpes são móveis e têm um único flagelo polar. A bactéria é omnipresente no solo e na água, bem como nas superfícies em contacto com o solo ou a água. $_{23}$O seu metabolismo é respiratório e nunca enzimático, mas pode desenvolver-se na ausência de O se o NO estiver disponível como aceitador de electrões respiratórios (Todar, 2007).

Esta bactéria pode infetar um grande número de órgãos e tecidos. Uma vez que causa doenças principalmente em pessoas com a saúde um pouco comprometida, é considerada um agente patogénico oportunista. Por exemplo, os doentes em ventilação mecânica estão predispostos à pneumonia causada pela

P. aeruginosa. Do mesmo modo, a presença de um cateter urinário está associada a um risco acrescido de infeção do trato urinário. Os doentes com cancro neutropénicos após quimioterapia ou neoplasia hematológica são susceptíveis de desenvolver bacteriemia, e as infecções de feridas são comuns em doentes com queimaduras. Embora cada uma destas infecções seja geralmente considerada como adquirida no hospital, *a P. aeruginosa* causa frequentemente doença adquirida na comunidade em doentes com fibrose quística.

A razão pela qual *a P. aeruginosa* infecta tão frequentemente os doentes hospitalizados é provavelmente multifatorial. Esta bactéria é capaz de metabolizar uma lista impressionante de compostos para produzir energia, pelo que contamina frequentemente as soluções intravenosas, o equipamento hospitalar e até os desinfectantes. Esta contaminação conduziu a epidemias em que vários doentes foram infectados por uma única estirpe, principalmente a partir de uma única fonte. Mas mesmo na ausência de tais epidemias, *a P. aeruginosa* é uma causa frequente de doença nosocomial. Em doentes hospitalizados expostos a vários agentes antimicrobianos, a resistência inata e adquirida deste organismo confere-lhe indubitavelmente uma vantagem selectiva e garante a colonização e a infeção subsequente (Fleiszig *et al.*, 1997). As infecções causadas por *P. aeruginosa* representam frequentemente um dilema terapêutico devido às mesmas propriedades de resistência.
Dado o número de compostos eficazes contra a *P. aeruginosa*, poder-se-ia esperar que o tratamento das infecções causadas por esta bactéria fosse simples. No entanto, a situação é complicada pelo facto de *a P. aeruginosa* ter tendência para desenvolver resistência a praticamente todos os agentes antimicrobianos. A resistência é problemática a três níveis: resistência inata, resistência adquirida e o aparecimento de resistência durante o tratamento. Cada um destes aspectos deve ser tido em conta na escolha de um regime antibiótico para os doentes infectados com *P. aeruginosa.*

Em geral, *a P. aeruginosa* é naturalmente menos sensível a muitos antibióticos, como a ampicilina (Principen), a maioria das cefalosporinas e os macrólidos, do que outros bacilos Gram-negativos. Isto deve-se à sua membrana externa relativamente impermeável e à sua capacidade de remover ativamente certos antibióticos da célula e evitar a sua acumulação. *A P. aeruginosa* também é portadora de uma beta-lactamase induzível, codificada pelo cromossoma, denominada beta-lactamase AmpC, que pode degradar muitos beta-lactâmicos, embora ocorra em níveis muito baixos na natureza.

A formação de *biofilmes pela P. aeruginosa* também pode contribuir para a resistência aos antibióticos nas infecções (Costerton *et al.*, 1999), embora a importância desta forma de crescimento seja menos bem compreendida nas infecções hospitalares que não são causadas por corpos estranhos. Sob a forma de biofilmes, ou seja, comunidades bacterianas organizadas que crescem em superfícies, as bactérias individuais são muito mais resistentes aos antibióticos do que sob a forma de plâncton (disperso num líquido) (Costerton *et al.*, 1999).

Para além da resistência inata, *a P. aeruginosa* é capaz de desenvolver resistência a cada um dos antibióticos antipseudomonas através de mutações ou da aquisição de material genético exógeno (Todar, 2007). Por exemplo, a beta-lactamase AmpC, codificada no cromossoma, é capaz de degradar beta-lactâmicos como a piperacilina e a ceftazidima quando as mutações levam à produção de grandes quantidades desta enzima. É de notar que os inibidores da beta-lactamase tazobactam, sulbactam sódico e clavulanato não são eficazes contra a beta-lactamase AmpC. A resistência aos aminoglicosídeos pode resultar de mecanismos que actuam de forma diferente nos membros desta classe. Por exemplo, a resistência à gentamicina e à tobramicina não é frequentemente acompanhada de resistência à amicacina. *A P. aeruginosa* também pode expressar vários sistemas de bombas de efluxo. A produção excessiva destas bombas pode impedir a acumulação de antibióticos na bactéria e levar à perda simultânea de sensibilidade a vários antibióticos.

Não é surpreendente que as múltiplas formas de resistência *da P. aeruginosa* aos efeitos dos antibióticos tenham levado à documentação de taxas de suscetibilidade relativamente baixas. Apesar do facto de se tratar de populações de doentes e regiões geográficas diferentes, surgem duas tendências preocupantes. Em primeiro lugar, as taxas de suscetibilidade diminuíram ao longo do tempo, particularmente para a piperacilina, a ceftazidima, o imipenem e a ciprofloxacina, de 89% em 1990-1993 para 68% em 2000. Em segundo lugar, 10% ou mais dos isolados não são tratados adequadamente com a maioria dos agentes individuais selecionados empiricamente.

Mesmo que sejam selecionados antimicrobianos aos quais o isolado é suscetível, não é garantido um resultado terapêutico bem sucedido. Uma das razões para esta incerteza é o facto de 25

Infelizmente, *a P. aeruginosa* tem tendência para desenvolver resistência aos antibióticos durante o tratamento. Esta resistência resulta do aparecimento natural de mutações necessárias para que o antibiótico penetre ou actue. No tecido infetado, a presença do antibiótico leva à seleção de bactérias individuais portadoras destas mutações, e estes organismos acabam por formar a maioria da população bacteriana.

2.9.4 *Klebsiella pneumoniae*

A Klebsiella pneumoniae é uma bactéria gram-negativa, imóvel, encapsulada, fermentadora de lactose, anaeróbia facultativa, que habita a flora normal da cavidade oral, da pele e do intestino. Podem ocorrer isoladamente, em pares ou em cadeias curtas. As formas diplobacilares são geralmente encontradas in vivo (Ristuccia & Cunha, 1984). Em termos clínicos, é o membro mais importante do género *Klebsiella da* família *Enterobacteriaceae. Pertence à família Enterobacteriaceae da* classe y-proteobacteria na estirpe das proteobactérias (Ryan & Ray, 2004).

Nos últimos anos, *a Klebsiella* tornou-se um importante agente patogénico das infecções hospitalares. *A K. pneumoniae* pode causar *a doença Klebsiella pneumoniae.* Provocam alterações destrutivas nos pulmões humanos sob a forma de inflamação e hemorragia com morte celular ou necrose, resultando por vezes numa expetoração espessa, sanguinolenta e viscosa. Normalmente, estas bactérias são ingeridas por aspiração. A infeção mais comum causada pela *bactéria Klebsiella* fora do hospital é a pneumonia, geralmente sob a forma de broncopneumonia, bem como a bronquite. Nestes doentes, há uma maior tendência para o desenvolvimento de abcessos pulmonares, cavidades, empiemas e aderências pleurais. A taxa de mortalidade desta doença é elevada, aproximando-se dos 50%, mesmo com tratamento antimicrobiano. Nas pessoas que sofrem de alcoolismo e de bacteriémia, a taxa de mortalidade pode aproximar-se dos 100% (Ryan & Ray, 2004).

Pode também causar infecções, tais como infecções do trato biliar inferior e feridas cirúrgicas. O leque de doenças clínicas inclui pneumonia, tromboflebite, infeção do trato urinário, colecistite, diarreia, infeção do trato respiratório superior, infeção de feridas, osteomielite, meningite e bacteriemia (Podschun & Ullmann, 1998; Ryan & Ray, 2004). Os doentes com dispositivos invasivos no corpo, como respiradores e cateteres urinários, correm um risco acrescido. Além disso, a utilização de antibióticos pode ser um fator que aumenta o risco de infeção nosocomial pela *bactéria Klebsiella* (Ryan & Ray, 2004). A penetração de bactérias na corrente sanguínea pode levar a septicemia e choque sético.

2.9.5 *Escherichia coli*

A Escherichia coli é uma das muitas espécies de bactérias que vivem normalmente no intestino dos seres humanos e dos animais (comensais). É uma bactéria gram-negativa, anaeróbia facultativa, em forma de bacilo, pertencente ao género *Escherichia,* que se encontra normalmente no intestino delgado dos animais de sangue quente e que pode, em determinadas condições, causar doenças quando o sistema imunitário está enfraquecido ou quando a doença se deve a factores ambientais (Singleton, 1999).

A E. coli não provoca doenças, mas as suas estirpes virulentas podem causar gastroenterite, infecções do trato urinário e meningite neonatal. Este microrganismo pode causar septicemia, gastroenterite infantil, diarreia do viajante e diarreia hemorrágica (Todar, 2007). Uma infeção causada por *E. coli* pode também ser desencadeada por factores ambientais. As infecções causadas por este tipo de bactéria constituem uma ameaça grave para a saúde pública e as epidemias de infeção são causadas pelo consumo de alimentos e de água contaminados por fezes humanas ou animais ou por águas residuais. Este tipo de bactéria é utilizado desde os anos 1890 como indicador biológico da segurança da água potável (Edberg *et al.*, 2000). A infeção também pode ocorrer durante a hospitalização, conduzindo à pneumonia em doentes imunocomprometidos ou em doentes com assistência respiratória.

Os sintomas da infeção e as complicações que surgem dependem da *estirpe da E. coli* e do local da infeção. Estas bactérias produzem toxinas que têm um amplo espetro de ação. Os sintomas causados por certas *infecções por E. coli* variam de ligeiros a graves: diarreia com sangue, dores abdominais fortes, vómitos e febre. As complicações gastrointestinais que podem ser causadas por *infecções por* E. *coli* incluem a síndrome do intestino irritável (SII), colite isquémica, apendicite, perfuração do cólon e, em alguns casos, gangrena do cólon (Kamada *et al.*, 2005). Outras infecções conhecidas causadas pela *E. coli* incluem a insuficiência renal crónica, a pancreatite e a diabetes mellitus. Podem ocorrer sintomas neurológicos como sonolência, convulsões e coma. Nos bebés, as infecções causadas por *E. coli* assumem a forma de gastroenterite infantil e meningite neonatal.

As estirpes de E. coli responsáveis por doenças diarreicas foram inicialmente distinguidas com base nos seus antigénios O (antigénios somáticos), que se encontram na superfície das bactérias. Embora as caraterísticas das estirpes se sobreponham, podem ser classificadas em quatro grupos principais: entero-hemorrágicas (0157), enteropatogénicas (055, 0111), enterotóxicas (06, 078) e enteroinvasivas (0124, 0164). A estirpe O157:H7 é um representante deste grupo, que está mais frequentemente associado a uma forma particularmente grave de diarreia. A letra O refere-se ao antigénio somático e a letra H ao antigénio flagelado, ambos localizados na superfície das células da bactéria. A bactéria foi descoberta em 1977 (Azadi *et al.*, 2010) e os primeiros relatos de infeção surgiram em 1985 (Todar, 2007). *A E. coli* O157:H7, como é frequentemente designada pelos investigadores, provoca diarreia sanguinolenta em muitos doentes infectados. É responsável por cerca de 2% de todas as diarreias no mundo ocidental e por pelo menos um terço das colites hemorrágicas, ou seja, cerca de 20 000 casos por ano (Hamer & Sherwood, 1997).

A E. coli O157:H7 é também a causa mais comum de síndromes únicas conhecidas como síndrome uraémica hemolítica (SHU) e púrpura trombocitopénica trombótica (PTT), que causam insuficiência renal, anemia hemolítica e trombocitopenia (Phillip *et al.*, 2005). Geralmente, uma infeção causada por esta estirpe de bactérias é curada sem mais complicações. No entanto, cerca de 5% dos indivíduos infectados desenvolvem HUS/TTP. Esta infeção é também a causa da maioria dos episódios de SHU, sobretudo em crianças (Phillip *et al.*, 2005).

Esta estirpe bacteriana produz uma toxina potente chamada verotoxina, cujo nome deriva da capacidade da toxina para matar as células verdes do macaco ou as células vero-renais. As bactérias que produzem verotoxina são designadas *Escherichia coli* produtora de verotoxina (VTEC). O número de bactérias necessárias para reproduzir uma infeção é bastante baixo, estimado em 10-100 bactérias viáveis. Estas toxinas são letais para as células intestinais e para as células que revestem os vasos sanguíneos (células endoteliais), uma vez que inibem a síntese proteica e provocam a morte celular. Pensa-se que os danos nos vasos sanguíneos levam à formação de coágulos sanguíneos, que acabam por despoletar a SHU. A HUS/TTP é uma síndrome grave e frequentemente fatal causada por outras causas que não a *E. coli* O157:H7 e caracteriza-se pela destruição dos glóbulos vermelhos (hemólise) e pela insuficiência renal (uremia). Esta síndrome ocorre mais frequentemente em pessoas muito jovens e muito idosas.

Após o período de incubação, que dura em média três a quatro dias, começa a diarreia aquosa, que rapidamente se transforma em diarreia sanguinolenta em muitas das pessoas afectadas, com os intestinos a ficarem predominantemente ensanguentados. São também frequentes as náuseas, os vómitos e a febre ligeira. Os sintomas gastrointestinais persistem durante cerca de uma semana e a recuperação é frequentemente espontânea. A infeção sintomática pode ocorrer em cerca de 10% das pessoas infectadas. Cerca de 5-10% das pessoas, normalmente os idosos ou as pessoas com um elevado número de glóbulos brancos, desenvolvem HS/TTP e, eventualmente, insuficiência renal (Hall & Glickman, 1988; Ruggenenti *et al.*, 2001). Os doentes que tomam antibióticos ou medicamentos para aumentar a acidez do estômago também podem estar em risco. Os sintomas neurológicos também podem fazer parte da HUS/TTP e podem incluir convulsões, paralisia e coma. O prolapso rectal e, em alguns casos, a colite, a apendicite, a perfuração do cólon e a gangrena intestinal também podem ser complicações. As complicações sistémicas das infecções causadas por *E. coli* 157 são, na maioria dos casos, CIS e TTP.

Muitas *estirpes de E. coli* produzem verotoxina, mas não as estirpes O157.

Até uma centena de tipos diferentes foram associados ao desenvolvimento de doenças. A estirpe OH111 foi encontrada em epidemias na Austrália, Japão e Itália. Os grupos O128, O103 e O55 foram também implicados em epidemias de diarreia. No Reino Unido, os casos de gastroenterite pediátrica em maternidades e enfermarias neonatais foram causados por *E. coli* (não O157). Foi também detectado um grande número destes organismos nos bovinos. Este grupo pode produzir duas toxinas: a enterotoxina termolábil (LT), que pode causar enterite em bebés, e a enterotoxina termoestável (ST), cujos efeitos ainda não foram esclarecidos.

Certas estirpes de *E. coli* enteroinvasiva têm sido associadas ao desenvolvimento de gastroenterite em bebés. Estes organismos não produzem enterotoxina. As células intestinais são atacadas e surgem os sintomas caraterísticos da infeção por shigelose.

2.9.6 *Salmonella typhi*

A Salmonella é um bacilo gram-negativo de origem entérica. Trata-se de uma bactéria anaeróbia facultativa em forma de bastonete, pertencente à mesma família de proteobactérias que *a Escherichia coli, as Enterobacteriaceae*, trivialmente conhecidas como bactérias "entéricas". Tal como a *E. coli*, as Salmonella são bem estudadas de um ponto de vista estrutural, bioquímico e molecular, mas não mais do que a *E. coli* de um ponto de vista ecológico. As salmonelas habitam o trato digestivo tanto de animais de sangue quente como de sangue frio. Algumas espécies são omnipresentes, enquanto outras estão adaptadas a um hospedeiro específico. Nos seres humanos, *as salmonelas* causam duas doenças conhecidas como salmonelose: febre entérica (tifo), que resulta da entrada da bactéria na corrente sanguínea, e gastroenterite aguda, que é causada por infeção/intoxicação de origem alimentar (Hirose *et al.*, 2002).

Tal como todas as *Enterobacteriaceae*, o género *Salmonella* tem três tipos principais de antigénios: somáticos, de superfície e flagelados; antigénios somáticos (O) ou de parede celular (Todar, 2005). Os antigénios somáticos são termoestáveis e resistentes ao álcool. Os testes de absorção cruzada podem identificar um grande número de factores antigénicos, 67 dos quais são utilizados para a identificação serológica. Os factores identificados com o mesmo número estão intimamente relacionados, mesmo que nem sempre sejam antigenicamente idênticos. Os antigénios de superfície (antigénios de envelope) encontram-se frequentemente noutros géneros de bactérias intestinais, como *Escherichia coli* e *Klebsiella*. Podem também estar presentes em determinados serovares *de Salmonella*. Os antigénios de superfície *da Salmonella* podem mascarar os antigénios O, e as bactérias não são aglutinadas pelo antissoro O. Um antigénio de superfície específico, o antigénio Vi, é bem conhecido. O antigénio Vi está presente apenas em três dos 2.200 *serotipos de salmonela* - Typhi, Paratyphi C e Dublin. As estirpes destes três serovares podem, mas não necessariamente, possuir o antigénio Vi.

Os antigénios flagelados são proteínas termolábeis. A mistura de células de Salmonella com anti-soros específicos de flagelos produz um padrão de aglutinação caraterístico (Todar, 2007). Os anticorpos anti-flagelados podem imobilizar bactérias com os antigénios H correspondentes. Várias espécies de serovares entéricos de Salmonella, como *Enteritidis typhi*, produzem flagelos e têm a mesma especificidade antigénica. Diz-se que um antigénio H deste tipo é monofásico. O antigénio H é considerado difásico. As células Typhimurium podem, por exemplo, produzir flagelos com o antigénio i ou com os antigénios 1 e 2. Se um clone for derivado de uma célula bacteriana que possua o antigénio H i, será composto por bactérias que possuem o antigénio flagelado i.[35] No entanto, com uma frequência de 29 IO" - 10', estarão presentes neste clone células bacterianas que possuem antigénios flagelados 1 e 2.

O principal habitat das salmonelas é o trato digestivo dos seres humanos e dos animais (Todar, 2005). Typhi e Paratyphi A são serotipos encontrados exclusivamente em humanos e podem causar doenças graves, entrando frequentemente na corrente sanguínea. Nestes casos, a salmonelose é transmitida pela contaminação fecal da água ou dos alimentos. Quando ocorre a febre tifoide, as bactérias entram no trato digestivo humano, atravessam a mucosa intestinal sem causar lesões e acabam nos gânglios linfáticos mesentéricos, onde se dá a multiplicação bacteriana e alguma lise; nos gânglios linfáticos mesentéricos, as bactérias viáveis e o LPS libertam a sua endotoxina na corrente sanguínea, levando à septicemia. No caso da febre tifoide, a libertação de endotoxina leva ao colapso cardiovascular devido ao seu efeito nos centros neurovegetativos dos ventrículos cardíacos (Todar, 2007).

A excreção de Salmonella pelos doentes pode continuar muito depois da recuperação clínica, sendo considerados portadores assintomáticos (Todar, 2007). Os portadores assintomáticos são potencialmente perigosos se forem ignorados. Cerca de 5% dos doentes clinicamente curados da febre tifoide continuam a ser portadores durante meses ou mesmo anos. No entanto, os bebés e as crianças pequenas são muito mais vulneráveis à infeção, que pode ser facilmente adquirida através da ingestão de pequenas quantidades de bactérias (Todar, 2005). Nos bebés, a infeção pode ocorrer através da inalação de poeiras contendo bactérias. Os microrganismos multiplicam-se no lúmen intestinal e provocam uma inflamação intestinal acompanhada de diarreia, frequentemente muco-purulenta e sanguinolenta. Nos bebés, a desidratação pode levar a uma toxemia grave. Os sintomas são geralmente ligeiros. São possíveis localizações extra-intestinais e a meningite por salmonelose é particularmente comum nas crianças.

Na Alemanha, o número de infecções por salmonelas oficialmente notificadas entre 1990 e 2005 foi de quase 50 000 (Ivanoff & Levine, 1997; Todar, 2007). Estima-se que uma em cada cinco pessoas na Alemanha seja portadora de salmonelas. Nos Estados Unidos, registam-se anualmente cerca de 40 000 casos de infeção por salmonelas (Ivanoff & Levine, 1997; Todar, 2007). Segundo a OMS, mais de 17 milhões de pessoas são infectadas com febre tifoide todos os anos em todo o mundo, dos quais 500 000 a 600 000 casos são fatais (Ivanoff & Levine, 1997; Todar, 2007).

2.9.7 *Candida albicans*

A Candida albicans, também conhecida como monília, é um fungo que se encontra normalmente na pele e nas membranas mucosas, como a vagina, a boca ou o reto. O fungo também pode entrar na corrente sanguínea e infetar a faringe, os intestinos e as válvulas cardíacas. *A Candida albicans* torna-se um agente infecioso quando ocorrem alterações no organismo que lhe permitem desenvolver-se de forma incontrolável. No entanto, o fungo pode causar sintomas ligeiros e até a morte, especialmente em doentes com sistemas imunitários enfraquecidos. Os fungos são eucariotas que partilham mais semelhanças bioquímicas com as células dos mamíferos do que as bactérias (Franklin & Snow, 2005a). Como resultado, apresentam dificuldades de ação específica e, consequentemente, possibilidades terapêuticas limitadas (Franklin & Snow, 2005b).

A Candida albicans desenvolve-se a partir de uma única célula em duas formas, como as leveduras ou bolores, que se tornam agentes patogénicos de infecções orais e genitais oportunistas nos seres humanos (Ryan & Ray, 2004). As infecções fúngicas sistémicas, incluindo as causadas por *C. albicans*, tornaram-se uma causa importante de morbilidade e mortalidade em doentes imunocomprometidos. *A C. albicans* é um comensal e pode formar um biofilme na superfície de dispositivos médicos implantados. Além disso, as infecções hospitalares causadas por *C. albicans* têm conduzido a graves problemas de saúde.

A C. albicans vive em 80% da população humana sem causar quaisquer efeitos nocivos, embora o crescimento excessivo do fungo conduza à candidíase. Nos seres humanos, a candidíase causa infecções na pele, nos olhos, na cavidade oral, no esófago, no trato gastrointestinal, na vagina e no sistema vascular. As espécies de Candida também desempenham um papel importante na patogénese das infecções nosocomiais em recém-nascidos. Colonizam a pele dos recém-nascidos e o trato gastrointestinal. *A Candida albicans* é o agente fúngico mais evitável que causa doenças em recém-nascidos. No entanto, a incidência de infecções causadas *por Candida parapsilosis* também aumentou dramaticamente (Bendel, 2003). Os factores de virulência da *Candida albicans* incluem biomoléculas de reconhecimento do hospedeiro (adesão), morfogénese (transição reversível de células de levedura unicelulares para formas de crescimento filamentosas), secreção de aspartil proteases e fosfolipases que promovem a morfogénese de filamentos invasivos e a adesão às células do hospedeiro (Calderone & Fonzi, 2001; Jackson *et al.*, 2007).

2.10 Resistência a medicamentos em micróbios

Recentemente, os microrganismos vivos demonstraram, através de processos evolutivos, a sua resistência aos efeitos tóxicos dos medicamentos antimicrobianos. Muitos antibióticos têm apenas efeitos citostáticos, mas não causam alterações morfológicas perceptíveis nos micróbios (Franklin & Snow, 2005b). Foi demonstrado que este é o caso dos organismos altamente resistentes que surgem após uma exposição prolongada ou repetida dos micróbios ao medicamento. Foi confirmado que as bactérias podem transmitir a resistência aos medicamentos não só à mesma espécie, mas também a outras espécies e géneros. A resistência aos medicamentos antibacterianos está atualmente generalizada e o aumento da resistência aos medicamentos antifúngicos é também uma grande preocupação (Franklin & Snow, 2005d).

Os mecanismos habituais para a maioria dos tipos de resistência incluem: a) a conversão de um fármaco ativo num derivado inativo por enzimas sintetizadas por células resistentes; b) a perda ou a desregulação do mecanismo enzimático necessário para a conversão de um precursor inativo do fármaco num agente antimicrobiano ativo; c) a perda de sensibilidade do alvo do fármaco resultante de (i) alterações na dimensão do alvo resultantes da atividade enzimática em células resistentes, (ii) mutações no cromossoma microbiano que afectam o alvo, (iii) aquisição horizontal de informação genética que codifica uma forma resistente da enzima alvo, sobreprodução de uma enzima sensível ao fármaco ou de proteínas que protegem o local alvo da inibição, (d) eliminação do fármaco da célula por bombeamento de efluxo e (e) redução da permeabilidade da célula ao fármaco na sequência de modificações da membrana celular (Franklin & Snow, 2005e).

A utilização incorrecta dos antibióticos favorece a resistência das bactérias. É por isso que o uso correto de antibióticos pode fortalecer o nosso sistema imunitário e proteger os nossos órgãos contra infecções patogénicas. Neste estudo, certas bactérias foram suprimidas com uma solução de riboflavina, que actua como um antibiótico. Estas incluíam *S. aureus*, *E. faecalis*, *P. aeruginosa*, *K. pneumoniae*, *E. coli*, *S. typhii* e *C. albicans*.

CAPÍTULO 3
MATERIAIS E MÉTODOS

3.1 Gama de seleção da concentração de riboflavina

Para determinar a gama de concentrações de riboflavina que pode inibir eficazmente o crescimento de agentes patogénicos, foram preparados 5,0 a 100,0 g de riboflavina em pó numa proporção de l:l com solução salina tamponada com fosfato (PBS). Tal como exigido pela FDA (Food & Nutrition Board, 1998), a solução de reserva de riboflavina foi preparada a uma concentração de 1,0 g/ml. De acordo com o protocolo utilizado no nosso trabalho, cada fatia continha 50,0 pL por fatia de 6 mm. O principal objetivo era encontrar a concentração óptima de riboflavina para inibir o crescimento de agentes patogénicos transmitidos pelo sangue. A concentração óptima foi escolhida principalmente com base no espetro de atividade demonstrado in vitro. De acordo com os nossos resultados, a gama de concentração óptima de riboflavina em solução salina tamponada com fosfato (PBS) numa proporção de 1:1 foi de 20,0 a 100,0 g/ml. Com base nos resultados do estudo da concentração inibitória mínima (CIM), foi confirmada uma concentração de riboflavina de 25,0 g/ml como apropriada para demonstrar a eficácia da riboflavina contra agentes patogénicos transmitidos pelo sangue. A análise espetral da riboflavina foi efectuada utilizando um espetrofotómetro UV-visível (Perkin Elmer UV Win Lab 6.0.4.0738/1.61.00 Lambda 900) para obter o espetro de absorção da riboflavina a uma concentração de 25,0 g/ml.

3.2 Preparação de soluções de reserva de riboflavina

As imagens a a h nas Figuras 3.1a-3.1h mostram a preparação da solução-mãe de riboflavina e o método utilizado para pipetar 50,0 ml da solução em discos de papel estéreis de 6 mm antes de os colocar nas placas de cultura de ágar. A riboflavina-5-fosfato (Sigma-Aldrich, Malásia) foi utilizada para preparar a solução-mãe (Figura 3.1a). Foram utilizados pesos para medir 5,0 a 100,0 g de pó de riboflavina em incrementos de 5,0 g e para encher frascos sensíveis à luz (Figura 3.1a). A figura 3.1b mostra que o PBS (Fnvitrogen) foi utilizado numa proporção de 1:1 para dissolver o pó de riboflavina e a figura 3.1c mostra que o mesmo método foi utilizado para outras concentrações. A figura 3.1d mostra a solução preparada. 50,0 ml da solução de riboflavina foram pipetados do frasco sensível à luz (figura 3.1e) e colocados em placas de cultura de paredes múltiplas (figura 3.1f), nas quais tinham sido previamente colocados discos estéreis de 6 mm (figura 3.1g).

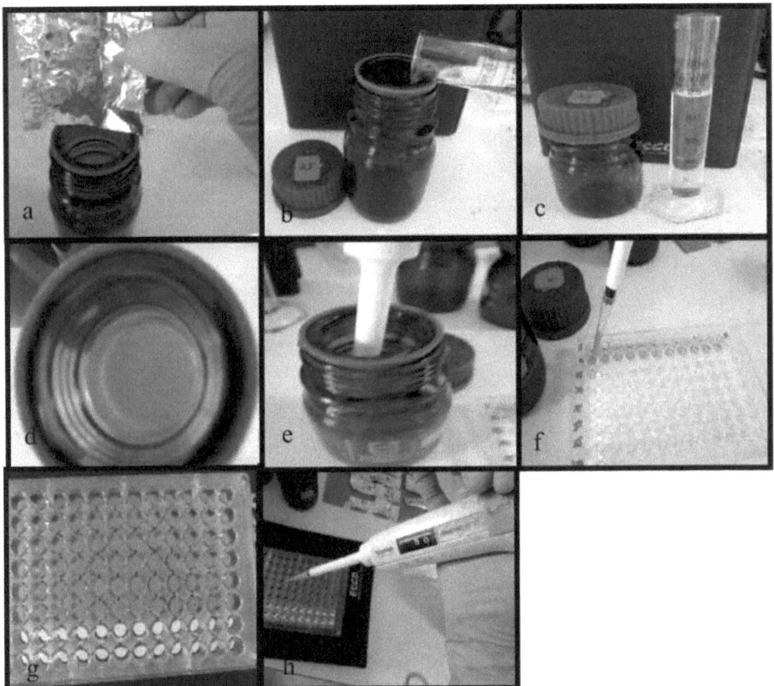

Figura 3.1: As imagens mostram os passos (a - h) na preparação das soluções-mãe de riboflavina utilizadas neste trabalho. As marcações no topo indicam o seguinte: (a) frasco fotossensível, pó de riboflavina medido com folha de alumínio, (b) PBS com frasco fotossensível, (c) frasco fotossensível com PBS preparado, (d) solução de riboflavina preparada, (e) pipetar a solução de riboflavina do frasco fotossensível, (f) Verter a solução de riboflavina para as placas de cultura de paredes múltiplas; g) Pipetar a solução de riboflavina para a placa de cultura de paredes múltiplas utilizando um disco esterilizado de 6 mm; h) Pressionar ligeiramente o disco esterilizado de 6 mm para recolher a solução de riboflavina.

As soluções foram também protegidas da exposição à luz, sendo armazenadas em frascos sensíveis à luz no escuro. As soluções preparadas foram utilizadas no prazo de 30 minutos após a preparação para evitar a perda de eficiência e para reduzir a possível contaminação pela luz e outros erros de medição. A partir das soluções de reserva preparadas, aplicaram-se 50,0 CI de solução de riboflavina a discos estéreis de 6 mm em placas de cultura de paredes múltiplas até terem absorvido toda a solução (Figura 3.1h). Finalmente, o disco estéril de riboflavina de 6 mm preparado foi aplicado nas placas de cultura de ágar utilizando pinças estéreis (Sigma-Aldrich, Malásia).

3.3 Efeitos da radiação ultravioleta A na riboflavina

A concentração óptima selecionada (25,0 g/ml) de solução de riboflavina foi submetida a irradiação UV (365 nm) a uma densidade de potência de 10,4 J. A solução de riboflavina foi então activada por luz UV. Foi então efectuado um estudo comparativo da eficácia da riboflavina com e sem ativação UV. Foram pipetados 50,0 ml da solução para placas de cultura de paredes múltiplas e irradiados com UV durante 60 minutos antes da utilização. A solução foi então colocada em discos de 6 mm e transferida para placas de ágar.

3.4 Seleção de agentes patogénicos

Os agentes patogénicos transmitidos pelo sangue foram selecionados e amostrados no laboratório de microbiologia da Gribbles Pathology (M) Sdn. Bhd. Petaling Jaya. As estirpes bacterianas analisadas foram *Staphylococcus aureus* (SA), *Enterococcus faecalis* (EF), *Pseudomonas aeruginosa* (PA), *Klebsiella pneumoniae* (KP), *Escherichia coli* (EC) e *Salmonella typhii* (ST) e, para os fungos (leveduras), foram : *Candida albicans* (CA). °Todos os agentes patogénicos foram armazenados em frascos criogénicos a -20 C para preservar a sua viabilidade (Baker & Jeffries, 2006).

3.5 Testes bioquímicos para a identificação de agentes patogénicos isolados

Foram realizados os seguintes testes para confirmar todos os agentes patogénicos selecionados para este estudo. Os testes BioMerieux API®Analytical Profile Index (API) foram realizados como testes de confirmação para os agentes patogénicos selecionados. Os kits foram utilizados para identificar bactérias gram-positivas e gram-negativas, bem como fungos. O sistema fornece uma base de dados grande e robusta, acessível através do serviço Web APIweb™. O APIweb™ é um produto de software que contém todas as bases de dados de tiras API para uma interpretação automática fiável dos resultados das tiras API quando utilizado numa estação de trabalho PC compatível. É rápido e fácil de utilizar e funciona através da introdução de um perfil bioquímico ou de uma tira digital para obter uma identificação microbiana. O software gera um relatório detalhado que é apresentado no ecrã e pode ser impresso. Também é possível a identificação manual de microrganismos.

Foram efectuados os seguintes testes para determinar a espécie de cada microrganismo;

3.5.1 API Identificação de gram-negativos

O API 20E detecta *Enterobacteriaceae* e outras bactérias Gram-negativas não fixadas durante 18 a 24 horas.

O API Rapid 20E foi utilizado para identificar *Enterobacteriaceae* em 4 horas.

O API 20NE é um *teste* de deteção de duas horas para bactérias Gram-negativas da *família não Enterobacteriaceae.*

3.5.2 API Identificação de Gram-positivos

O API Staph foi utilizado para identificar *estafilococos* clínicos e *micrococos* durante a noite.

3.5.3 Identificação de leveduras por API

O API 20 AUX identifica os fungos em 48-72 horas.

3.5.4 Coloração de Gram de microrganismos patogénicos

Antes e depois da experiência, a morfologia de cada microrganismo foi examinada utilizando a coloração de Gram. Os esfregaços foram fixados pelo calor. O procedimento foi o seguinte;

Uma ansa de colónias frescas foi retirada do meio de cultura e espalhada numa lâmina de microscópio limpa. A lâmina foi então seca, passando-a três vezes sobre um bico de Bunsen. O calor fez com que os microrganismos aderissem à lâmina. Após 10 minutos, as lâminas foram coradas com violeta cristal, iodo de Gram, acetona e safranina. A coloração foi efectuada da seguinte forma;

As lâminas marcadas foram colocadas num tabuleiro de coloração. As lâminas foram cobertas com violeta cristal e deixadas a repousar durante um minuto. Esta foi a coloração primária. Em seguida, as lâminas foram cuidadosamente lavadas com água destilada. O iodo de Lugol foi então vertido sobre as lâminas e deixado durante um minuto. Isto constitui a decapagem. O iodo foi removido segurando as lâminas num ângulo e lavando-as com acetona até que as manchas fossem completamente removidas. As lâminas foram então lavadas com água destilada. Por fim, as lâminas foram coradas com safranina e incubadas durante um minuto. Esta foi a coloração de controlo. As lâminas foram cuidadosamente lavadas, secas ao ar e observadas com uma objetiva de imersão em óleo. Os organismos Gram-positivos corados com violeta de cristal eram roxos, os organismos Gram-negativos corados com safranina eram cor-de-rosa. Cada imagem foi observada, fotografada com uma câmara digital de 16 megapixéis (Canon A3300IS) e analisada.

3.5.5 Preparação da película húmida

Foi retirada uma ansa de colónias frescas do *meio de cultura de C. albicans* e espalhada numa lâmina de microscópio limpa. De seguida, foi colocada uma gota de solução fisiológica sobre o esfregaço. A lâmina foi então coberta com uma lamela limpa. Finalmente, a película húmida foi examinada ao microscópio. A imagem de *C. albicans* foi fotografada e analisada com uma câmara digital de 16 megapixéis (Canon A3300IS).

3.6 Preparação para ensaios in vitro

3.6.1 Produção de placas de ágar Mueller-Hinton

O ágar Mueller-Hinton (MH) é considerado o melhor meio para os testes de suscetibilidade de rotina de bactérias não formadoras de esporos. A preparação do ágar MH envolve os seguintes passos;

O ágar MH foi preparado a partir de uma base desidratada disponível comercialmente, de acordo com as instruções do fabricante (Clinical and Laboratory Standards Institute, 2006). Imediatamente após a autoclavagem, o meio foi arrefecido num banho de água a temperaturas entre 45 e 501 C. O meio recém-preparado e arrefecido foi vertido sobre uma superfície plana e horizontal em placas de Petri de vidro ou plástico de fundo plano até uma profundidade uniforme de aproximadamente 4 mm. Isto corresponde a 60-70 ml de meio para placas de 150 mm de diâmetro e 25-30 ml para placas de 100 mm de diâmetro. O meio de ágar foi arrefecido até à temperatura ambiente e, se as placas não fossem utilizadas no mesmo dia, eram armazenadas no frigorífico a 2-81°C. As placas foram utilizadas no prazo de sete dias após o fabrico, a menos que tenham sido tomadas precauções adequadas, tais como o envolvimento em plástico para evitar a secagem do ágar. Uma amostra representativa de cada lote de placas foi então testada quanto à esterilidade por incubação a 30-35 DC durante 24 horas ou mais (Clinical and Laboratory Standards Institute, 2006).

O pH do ágar MH foi mantido entre 7,2 e 7,4 após a solidificação à temperatura ambiente. A um pH de 7,2, alguns medicamentos, como os aminoglicosídeos, as quinolonas e os macrólidos, perdem a sua eficácia, enquanto outros, como a tetraciclina, podem apresentar uma atividade excessiva. A um pH de 7,4, podem obter-se resultados opostos (Clinical and Laboratory Standards Institute, 2006).

Para evitar resultados falsos positivos ou falsos negativos, o ágar MH deve ser testado semanalmente com estirpes conhecidas de microrganismos para garantir que os meios e os discos estão a funcionar como previsto.

3.6.2 Preparação da massa fermentada

[0]As estirpes selecionadas foram inoculadas a 35-37°C em ágar sangue de cavalo e deixadas a repousar durante a noite. Foram colhidas quatro a cinco colónias isoladas dos microrganismos a testar utilizando uma ansa de inoculação estéril ou uma agulha. Todos os microrganismos foram suspensos em 2 ml de solução salina estéril. O tubo de ensaio contendo a solução salina foi então agitado em vórtice para obter uma suspensão homogénea. A turvação destas suspensões foi ajustada ao padrão 0,5-McFarland, adicionando mais

microrganismos se a suspensão fosse demasiado leve ou diluindo-os com solução salina estéril se a suspensão fosse demasiado concentrada. Estas suspensões devem ser utilizadas nos 15 minutos seguintes à sua preparação.

Além disso, os microrganismos a testar devem estar vivos para que os resultados sejam fiáveis. Para os testes de suscetibilidade, é preferível subcultivar os microrganismos antes do dia do teste. Não devem ser utilizadas densidades de inoculação extremas, culturas em caldo não diluídas de um dia para o outro ou outras inoculações não normalizadas para inocular as placas. Se for difícil transferir os microrganismos diretamente para uma suspensão homogénea, deve utilizar-se o método de crescimento para a preparação do inóculo (Clinical and Laboratory Standards Institute (CLSI), 2007).

3.6.3 Inoculação de placas de Müller-Hinton

Cada microrganismo foi testado em placas de ágar MH. De preferência, as placas foram deixadas num invólucro de plástico durante o aquecimento para minimizar a condensação. Colocou-se um recipiente sobre a placa de ágar e inverteu-se a placa. O excesso de líquido escorreu lentamente do ágar para o recipiente, evaporando-se de seguida. As placas foram colocadas numa estufa de fluxo laminar à temperatura ambiente para secar durante, pelo menos, 10-30 minutos. Cada placa foi etiquetada de acordo com o microrganismo testado.

Mergulhar uma zaragatoa de algodão esterilizada num tubo que contenha o inóculo. A zaragatoa foi rodada em torno do bordo do tubo, acima do nível do líquido, utilizando uma pressão firme para remover o excesso de líquido. Inoculação da superfície seca da placa de ágar MH através de três passagens da zaragatoa sobre toda a superfície do ágar; a placa foi rodada a cerca de 60°C de cada vez para distribuir uniformemente o inóculo. Colocou-se uma zaragatoa à volta da placa para recolher qualquer excesso de líquido. Este foi eliminado num recipiente adequado para evitar a propagação de agentes patogénicos (Franklin *et al.*, 2012; Villanova, 2003). A placa foi deixada à temperatura ambiente com a tampa ligeiramente aberta durante pelo menos 3-5 minutos, mas não mais de 15 minutos, para evitar que a cultura de ágar secasse.

3.6.4 Estrutura experimental

Os tratamentos com riboflavina foram testados contra três tipos de organismos, incluindo isolados bacterianos e fúngicos Gram-positivos e Gram-negativos. Neste estudo, a riboflavina foi testada com e sem irradiação UV para demonstrar a sua eficácia antimicrobiana contra agentes patogénicos transmitidos pelo sangue. Numa outra série de testes, 5,0-100,0 g de pó de riboflavina foram medidos e dissolvidos em PBS (numa proporção de 1:1) para determinar a CIM da solução de riboflavina contra agentes patogénicos transmitidos pelo sangue. Os agentes patogénicos selecionados foram *Staphylococcus* aureus (SA), *Enterococcus aureus* (EF), *Escherichia coli* (EC), *Salmonella* (ST), *Pseudomonas aeruginosa* (PA), *Klebsiella pneumoniae* (KP) e *Candida albicans* (CA). O teste de Kirby-Bauer, também conhecido como método de difusão em disco, foi utilizado para determinar a suscetibilidade aos antibióticos. Para este estudo, foi utilizado um meio de cultura, nomeadamente MH e Sabarud-Agar. As placas foram inoculadas de forma uniforme e asséptica com os microrganismos testados. Discos estéreis de 6 mm impregnados com 50,0 ml de solução de riboflavina irradiada por UV foram então colocados nas placas de ágar de cultura (Franklin *et al.*, 2012). As soluções de riboflavina preparadas foram expostas a luz UV (365 nm) a 10,4 J durante 60 minutos. Se o microrganismo fosse sensível à solução de riboflavina, não se registaria qualquer crescimento à volta do disco. Por conseguinte, esta zona foi considerada uma zona de inibição. A eficácia da solução foi determinada de acordo com a zona de inibição. Cada disco consistia num controlo (C) embebido em água destilada. Foi utilizado como controlo positivo um antibiótico padrão (vancomicina para SA e EF, gentamicina para PA, EC e KP, imipenem para ST, nistatina para CA) para cada microrganismo testado (Clinical and Laboratory Standards Institute, 2006). As experiências foram efectuadas em triplicado para cada microrganismo.

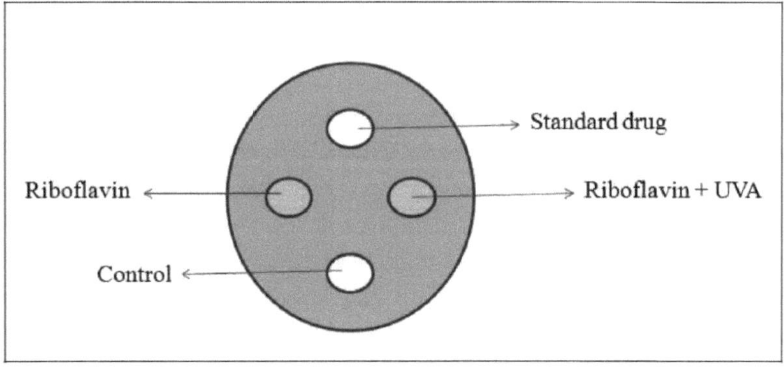

Figura 3.2: Representação esquemática da experiência e análise de dados nas placas. Foram utilizados discos de Kirby-Bauer nas placas de cultura. Os antibióticos convencionais foram utilizados como preparação padrão e os discos de controlo de 6 mm embebidos em água destilada foram utilizados como controlo. Riboflavina: 50,0 ml, riboflavina + luz UV: 50,0 ml + 365 nm a 10,4 J durante 60 minutos.

3.6.5 Instalação de discos de antibióticos

Os discos impregnados com a solução de riboflavina foram expostos ou não à luz UV e, em seguida, colocados na superfície do ágar inoculado utilizando pinças esterilizadas. Os discos de cultura foram colocados nos estênceis enquanto o medicamento era adicionado. As pinças foram esterilizadas limpando-as com uma compressa de álcool esterilizado e deixando-as secar ao ar, ou mergulhando-as em álcool e depois calcinando-as ao lume. A tampa da placa de Petri foi então parcialmente retirada. Os discos na placa foram colocados num dos locais desejados e ligeiramente pressionados com uma pinça para assegurar o contacto total com a superfície do ágar. [0]Depois de todos os discos terem sido colocados nas placas inoculadas, as placas foram invertidas e colocadas numa incubadora a 35 ± 2 C durante 18 a 24 horas (Isenberg, 2004).

3.6.6 Incubação de placas de cultura

Para a incubação de placas de cultura, é necessário um intervalo de temperatura de 35 a 3?0C. $_2$As placas também não devem ser colocadas numa incubadora que contenha CO, uma vez que este diminui o pH do ágar e pode levar a erros devido a um pH incorreto do meio. Estes microrganismos foram incubados durante 24 horas e depois observados.

3.6.7 Medição da zona de inibição

O diâmetro da zona de escape foi medido ao milímetro com um paquímetro e uma régua. Para o efeito, a placa foi colocada sobre uma superfície negra não reflectora, iluminada por luz incidente. A placa foi observada com uma linha de visão vertical reta para evitar a paralaxe, que pode levar a erros de avaliação. O tamanho das zonas em cada placa foi registado e foi criada uma imagem. Ocasionalmente, as zonas de inibição microbiana sobrepunham-se. Neste caso, a medição foi efectuada a partir do centro da placa até um ponto no perímetro da zona onde existia uma borda clara. Este é o raio, e a medida foi multiplicada por dois para determinar o diâmetro.

3.6.8 Avaliação e apresentação dos resultados

Após a incubação das placas, deve ser visível uma "zona de clarificação" distinta em torno de cada fatia de riboflavina. O diâmetro de cada zona foi medido e indicado em milímetros (mm). Cada medição pode ser comparada com um quadro que indica a dimensão das zonas. Com base nesta tabela, o microrganismo pode ser classificado como resistente (R), intermédio (I) ou suscetível (S) à preparação de riboflavina. A suscetibilidade intermédia significa que ocorreu alguma inibição com a solução preparada, mas não foi suficiente para suprimir o crescimento do microrganismo no organismo. Estes estudos utilizaram antibióticos comercialmente disponíveis e os critérios de interpretação recomendados pelo Clinical and Laboratory Standards Institute (CLSI) para os medicamentos padrão, por exemplo vancomicina (S > 15 mm; I e R sem zona) em SA e EF (S > 17 mm; I 15-16 mm e R < 14 mm), imipenem (S > 16 mm; I 14-15 mm e R < 13 mm) em ST, gentamicina (S > 15 mm; I 13-14 mm e R < 12 mm) em PA, EC e KP, e nistatina (S > 15 mm; I 10-14 mm e R sem zona) em CA (Franklin et al., 2012). Cada disco e a zona de ágar circundante foram fotografados com uma câmara digital de 16 megapixéis (Canon A3300IS).

3.7 Análise estatística

Os resultados foram analisados com recurso ao SPSS versão 18.0 e ao Microsoft Excel 2007. Os dados foram expressos como média com erro padrão. Além disso, os dados relativos aos fármacos em estudo foram analisados utilizando a ANOVA de uma via e o teste t de Student. Foi utilizada uma ANOVA unidirecional seguida do teste de comparação múltipla post-hoc de Tukey para analisar a concentração de riboflavina individual e de riboflavina exposta a UV. A significância foi testada utilizando testes multi-domínio a 95% da diferença significativa mais pequena. O resultado foi expresso como valor de p. Os valores de $p < 0,05$ foram considerados estatisticamente significativos.

3.8 Pré-tratamento com antibióticos selecionados

Os agentes patogénicos selecionados, como as bactérias gram-positivas SA e EF e as bactérias gram-negativas ST e PA, foram pré-tratados durante 5 minutos com medicamentos padrão e, em seguida, a riboflavina (50,0 pl) foi aplicada a um disco estéril de 6 mm antes de ser colocada em placas de cultura. Todas as placas foram incubadas durante a noite. A vancomicina foi utilizada para SA e EF, o imipenem para ST e a gentamicina para PA. Foram utilizados para os testes discos de Kirby-Bauer com discos em branco (controlo), riboflavina (R) 50,0 pl separadamente, medicamento padrão SD separadamente e, em seguida, a combinação SD (5 min) + R (50,0 pl). As zonas de inibição médias (mm) foram medidas à volta dos discos (Clinical and Laboratory Standards Institute, 2006).

3.9 Procedimento de preparação de amostras para microscopia confocal

A microscopia confocal de varrimento a laser representa um dos avanços mais significativos na microscopia ótica. Pode ser utilizada para visualizar células e tecidos vivos e fixados. Tem a capacidade de captar com precisão determinadas regiões ópticas a partir das quais pode ser criada uma imagem tridimensional (Lattante et al., 2014).

Uma gota da solução de riboflavina preparada foi colocada numa lâmina de vidro limpa e coberta com uma lamela. A gota foi então submetida a microscopia confocal a laser para obtenção de imagens.

CAPÍTULO 4

RESULTADOS E DISCUSSÃO

4.1 Caracterização de uma solução de riboflavina por meio de um microscópio ótico

A riboflavina foi observada num microscópio de luz (Olympus BX40) sob a forma de cristais cilíndricos longos, finos e amarelos (ver figura 4.1). $^{-2-3}$O comprimento dos cilindros cristalinos variava entre o maior, 1,14 x 10 mm, e o mais pequeno, 7,5 x 10 mm.

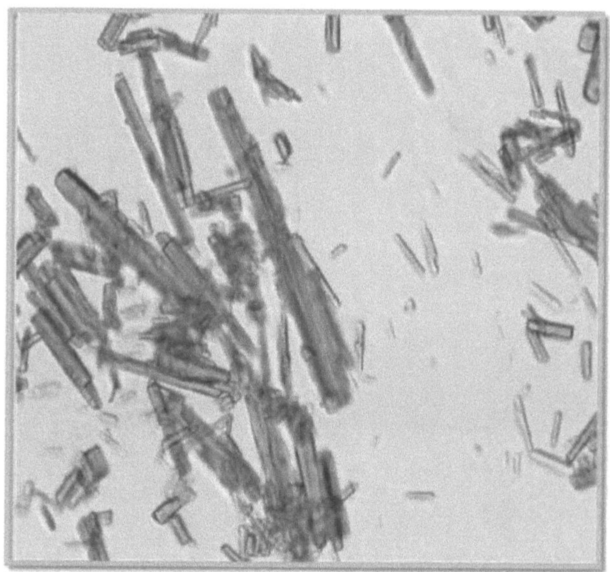

Figura 4.1: Cristais de riboflavina observados ao microscópio ótico (ampliação x 1000).

4.2 Fotoactivação da riboflavina

4.2.1 Análise espetral da riboflavina com um espetrofotómetro UV-visível

A riboflavina no estado oxidado apresenta picos de absorção da luz na gama de comprimentos de onda UV de 100-280, 280-315 e 315-400 nm e no espetro visível em torno de 445 nm. A exposição a um espetrofotómetro de UV provoca a excitação da riboflavina e a sua subsequente degradação (figura 4.2).

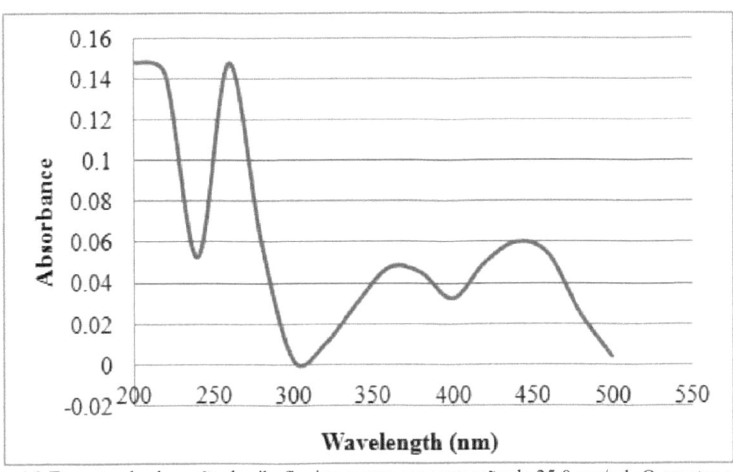

Figura 4.2 Espectro de absorção da riboflavina a uma concentração de 25,0 mg/ml. O espetro mostra picos a 220, 260, 370 e 440 nm com absorvâncias de 0,143, 0,148, 0,05 e 0,06, respetivamente.

4.2.2 Caraterísticas do microscópio confocal a laser

Num microscópio confocal de varrimento a laser, um feixe de laser entra através da abertura da fonte de luz e é focado pela lente objetiva num pequeno volume focal dentro/sobre a superfície da solução de riboflavina preparada. Durante este processo, a luz fluorescente do ponto iluminado é reflectida de volta através da lente objetiva (Lattante *et al.*, 2014). Após filtragem e fixação do comprimento de onda de excitação inicial, a fluorescência é detectada por um fotodetector e convertida em sinais eléctricos que são recebidos por um computador (Lattante *et al.*, 2014).

No nosso trabalho, a excitação provoca fluorescência no espetro da luz verde em comprimentos de onda de 520 a 560 nm (Figura 4.3). As imagens a-d mostram a forma dos pequenos cristais de riboflavina. Foi observada uma descoloração após a iluminação com riboflavina (Wokken, 1969). Num microscópio confocal de varrimento a laser, a fotodinâmica dos fluoróforos está sujeita a algumas restrições importantes. A fotobranqueamento da fluorescência limita o número total de caraterísticas dos fotões de fluorescência disponíveis. Além disso, a saturação do estado excitado do fluoróforo limita a taxa de emissão de fluorescência e, por conseguinte, a intensidade de imagem disponível. A fotodegradação irreversível limita o número de fotões de fluorescência disponíveis por molécula. É por esta razão que foi observada a descoloração da riboflavina após a iluminação (Lattante *et al.*, 2014).

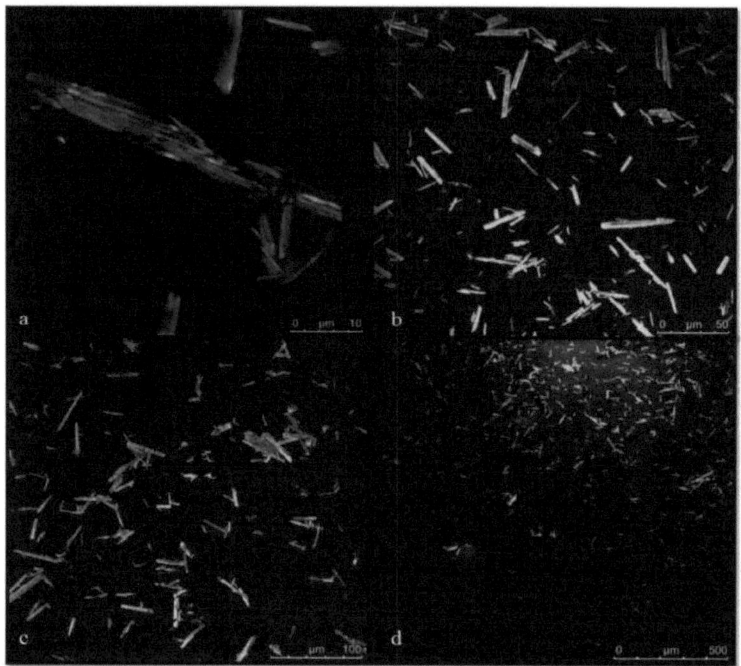

Figura 4.3: Uma imagem de microscópio confocal a laser de um cristal de riboflavina em diferentes comprimentos de onda: a-0-10 pm, b-0-50 pm, c-0-100 pm e d-0-500 pm.

Num microscópio confocal a laser, a excitação provoca fluorescência no espetro de luz verde a 520-560 nm (Figura 4.4). A imagem e mostra pequenos cristais de riboflavina (ampliação *1000). A descoloração da riboflavina foi observada após a iluminação (Wokken, 1969).

Um microscópio confocal produz imagens nítidas da amostra, ao contrário dos microscópios tradicionais, que parecem desfocados quando vistos. Isto é conseguido excluindo a maior parte da luz da amostra e impedindo-a de atingir o plano focal do microscópio. A imagem é menos opaca e mais contrastada do que com um microscópio tradicional e representa uma secção transversal fina da amostra. Isto não só permite ver mais claramente os pormenores mais finos, como também cria uma reconstrução tridimensional (3D) do volume da amostra através da montagem de uma série de secções finas ao longo do eixo vertical.

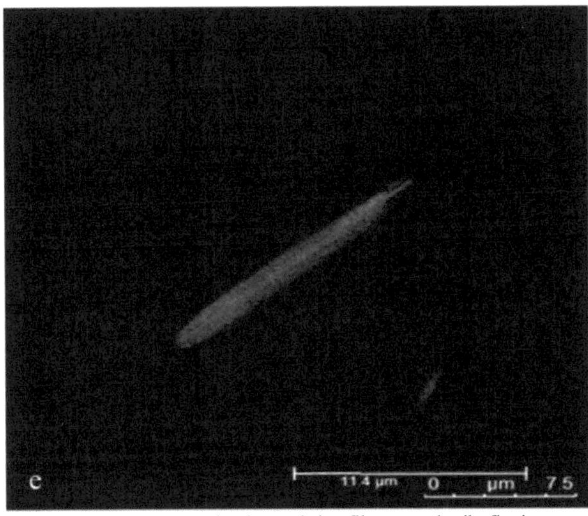

Figura 4.4: A imagem mostra o tamanho de um único filamento de riboflavina num microscópio confocal a laser; 11,4 pm.

4.3 Observação macroscópica e microscópica de uma seleção de agentes patogénicos transmitidos pelo sangue

4.3.1 *Staphylococcus aureus*

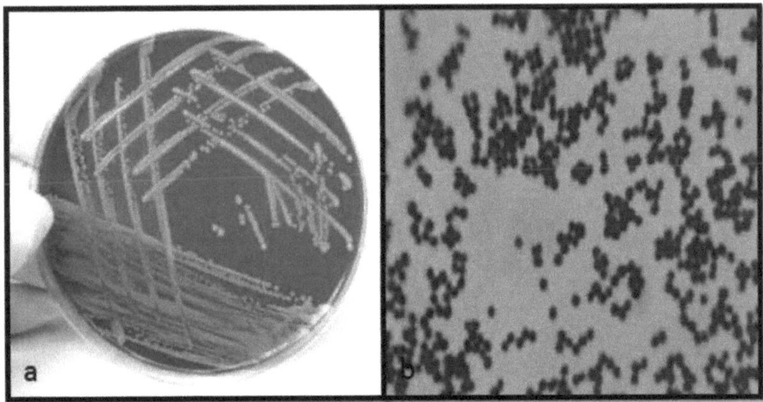

Figura 4.5: .S'. *aureus* em (a) placa de ágar sangue Columbia e (b) coloração de Gram de .S'. *aureus* sob observação ótica
Microscópio (ampliação de 1000x).

S. aureus foi cultivado em ágar Columbia contendo 5% de ágar desfibrinado com sangue de carneiro. As placas foram incubadas a 37°C durante 24 horas. Formou-se uma zona de cor beta-hemolítica clara à volta das colónias brancas, que eventualmente se tornaram douradas, formando a base do *aureus* epitelial *(dourado)* (Figura 4.5(a)). Foi observado como colónias amarelo-pigmentadas (Figura 4.5(a)) (Franklin *et al.*, 2012).

Caracterização de *5. aureus*

O S. aureus é um microrganismo cócico anaeróbio facultativo Gram-positivo que, ao microscópio, se assemelha a cachos de uvas e forma colónias grandes, redondas, inchadas e douradas numa placa de ágar Columbia. Também estão presentes formas individuais de cadeias curtas, emparelhadas e unicelulares. Têm uma estrutura de parede celular de peptidoglicano tipicamente Gram-positiva. Os estafilococos crescem geralmente de forma aeróbia, mas são anaeróbios facultativos. Não são flagelados, não são móveis e não formam esporos. Têm 1 a 4 mm de diâmetro com limites bem definidos (fig. 4.5(b)).

4.3.2 *Enterococcusfaecalis*

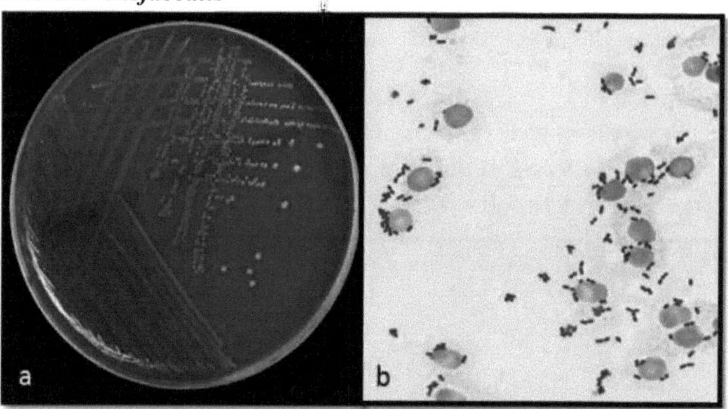

Figura 4.6: *E. faecalis* em (a) placa de ágar sangue Columbia e (b) imagem de *E. faecalis* corada com Gram ao microscópio de luz (ampliação de 1000x).

O E. faecalis foi cultivado em ágar Columbia contendo 5% de sangue de carneiro desfibrinado. As placas foram incubadas durante a noite a 37°C e foram observadas colónias gama-hemolíticas de *E. faecalis*. Estas apareciam normalmente como pequenas colónias cinzentas sem células hemolíticas à volta da colónia, mas a hemólise alfa foi observada após 48 horas (Figura 4.6 (a) (Franklin & *et al.*, 2012).

Caracterização de *E. faecalis*

Vista ao microscópio*, a E. faecalis* apresenta-se como um coccobacilo, organizado em pares, aglomerados ou cadeias curtas. Também se divide por cisão binária, formando cadeias bacterianas. Quando corado, o organismo adquire uma tonalidade violeta e é Gram-positivo. *A E. faecalis* é uma bactéria anaeróbia facultativa. Não forma esporos e é imóvel (figura 4.6 (b)).

4.3.2 *Salmonella thyphi*

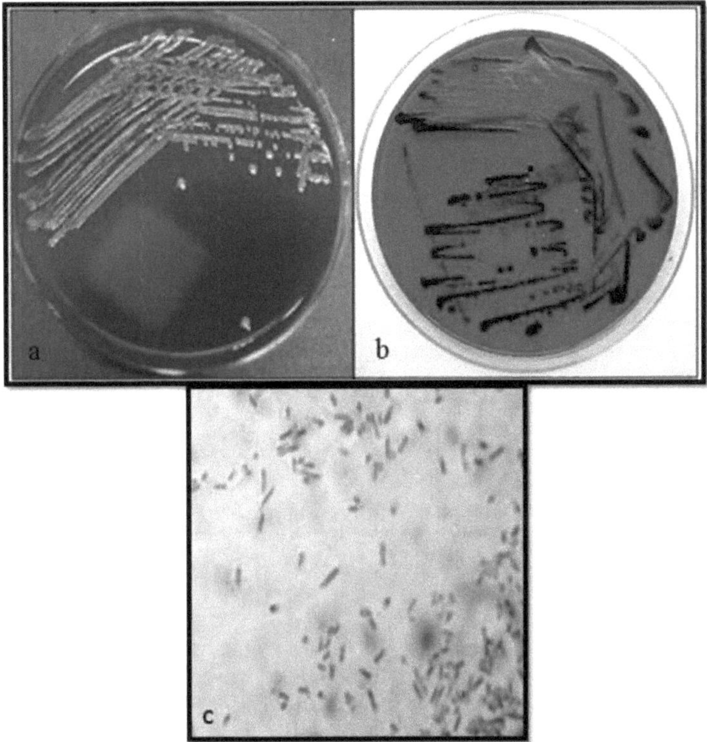

Figura 4.7: *S.thyphi* em (a) uma placa de ágar sangue Columbia, (b) uma placa de ágar XLD e (c) coloração de Gram de *.S' thyphi.*
ao microscópio ótico (ampliação de 1000x).

5. *As colónias de Thyphi* foram cultivadas em ágar Columbia contendo 5% de sangue de carneiro desfibrinado e numa placa de ágar XLD. As placas cultivadas foram mantidas durante 24 horas em condições aeróbias a 37°C. A bactéria é resistente à fermentação da lactose. Também não produz gás quando cultivada em meio TSI, utilizado para a distinguir de outras *Enterobacteriaceae* [Figura 4.7 (a)(b)] (Franklin *et al.*, 2012).

Caracterização de *S. thyphi*

É um parasita obrigatório. *O S. thyphi* é um bacilo intestinal gram-negativo facultativo com 0,7 a 1,5 μm de diâmetro e 2 a 5 μm de comprimento. É móvel e tem flagelos peritríquios. A maioria das espécies forma grandes colónias. Muitas colónias parecem opacas e translúcidas A maioria das espécies forma colónias grandes. Muitas colónias parecem opacas e translúcidas. É um anaeróbio facultativo que é sensível a

diferentes antibióticos [figura 4.7(b)]. *As salmonelas* colonizam o trato digestivo tanto de animais de sangue quente como de sangue frio, mas algumas são omnipresentes. Algumas espécies estão adaptadas a um hospedeiro específico. Nos seres humanos, *as salmonelas* causam duas doenças: a salmonelose (tifo), que resulta da entrada da bactéria na corrente sanguínea, e a gastroenterite aguda, causada por uma infeção de origem alimentar.

4.3.4 *Pseudomonas aeruginosa*

As colónias de *P. aeruginosa* foram cultivadas em ágar Columbia contendo 5% de sangue de carneiro desfibrinado. As placas cultivadas foram armazenadas durante 24 horas em condições aeróbias a 37°C e deixadas a crescer a temperaturas até 42°C. As bactérias foram então colocadas em placas de congelação. Algumas estirpes produziram um pigmento verde difuso e tinham um odor frutado caraterístico [Figura 4.8 (a)] (Franklin *et al.*, 2012).

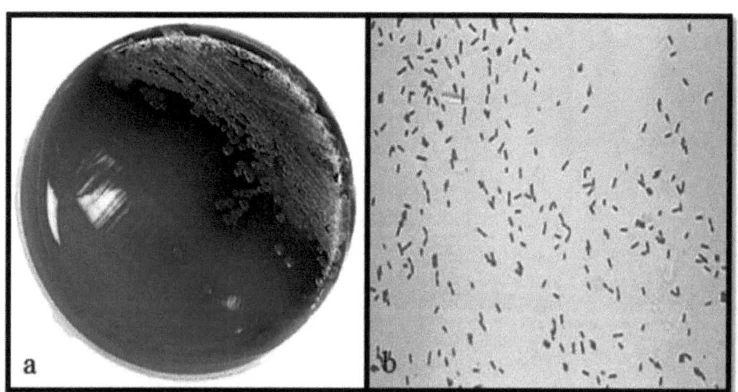

Figura 4.8: Imagem de *P. aeruginosa* em (a) ágar sangue Columbia e (b) uma imagem de *P. aeruginosa* corada com Gram ao microscópio de luz (ampliação de 1000x).

Caracterização de *P. aeruginosa*

É uma bactéria bacilar gram-positiva com 1-5 pm de comprimento e 1,0 pm de largura. É uma fonte respiratória aeróbia obrigatória. A maioria das estirpes são móveis com um único flagelo polar e têm um aspeto viscoso [figura 4.8 (b)].

4.3.5 *Escherichia coli*

A figura 4.3.5 mostra uma imagem de *E. coli* em (a) ágar sangue Columbia. A placa de cultura foi então incubada durante 24 horas a 37°C numa atmosfera aeróbica. *As colónias de E. coli* cresceram sem hemólise, mas muitas estirpes isoladas de infecções estavam rodeadas por uma zona de hemólise beta [Figura 4.9 (a)] (Franklin *et al.*, 2012).

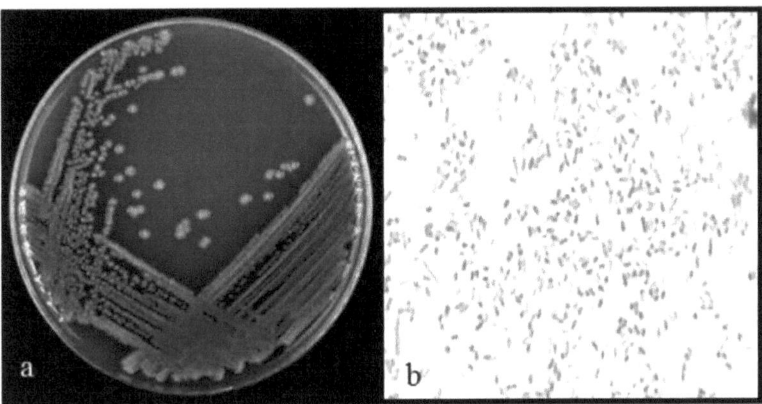

Figura 4.9: Imagem de E. coli em (a) ágar sangue Columbia e (b) imagem de *E. coli* corada com Gram num microscópio ótico (ampliação x 1000*)*.

Caraterísticas da *E.coli*

A E. coli é uma bactéria gram-negativa, em forma de bastonete e móvel. A bactéria existe sob a forma de coco-bacilar. Trata-se de colónias brilhantes e viscosas com bordos ligeiramente elevados. As colónias mais antigas têm frequentemente um centro mais escuro. O tamanho de uma única célula bacteriana era de aproximadamente 2 g de comprimento e 0,5 a 0,7 g de diâmetro. *As células de E. coli* coram negativamente na coloração de Gram porque têm uma parede celular fina, composta apenas por 1 a 2 camadas de peptidoglicano. Trata-se de um anaeróbio facultativo. *A E. coli* não tem fímbrias. Sabe-se que expressa pili do tipo IV associados à motilidade sacádica desta estirpe patogénica [Figura 4.9 (b)] (Franklin *et al.*, 2012).

4.3.6 *Klebsiella pneumoniae*

K. pneumoniae foram inoculadas em ágar sangue de carneiro Columbia. As placas de cultura foram então incubadas durante 24 horas a 37°C em condições aeróbicas. As colónias libertaram um odor violento caraterístico e as colónias bacterianas tinham um aspeto viscoso ou viscoso. Aparecem em relevo, translúcidas, de cor branca a creme e altamente viscosas (figura 4.10 (a)) (Franklin *et al.*, 2012).

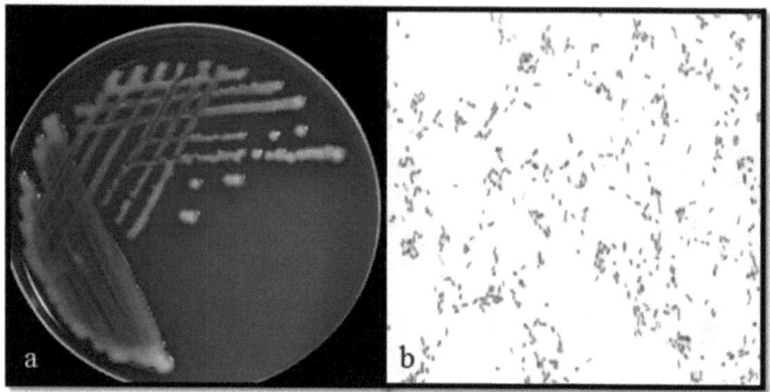

Figura 4.10: Imagem de *K. pneumoniae* em (a) ágar sangue Columbia e (b) imagem de *K. pneumoniae* com coloração de Gram ao microscópio de luz (ampliação x 1000). *K. pneumoniae* corada com coloração de Gram ao microscópio de luz (ampliação x 1000).

Caracterização de *K. pneumoniae*

É conhecido como bacilo de Friedlander. É um pequeno coccobacilo gram-negativo que mede 0,5-0,8 x 1-2 mm. Trata-se de uma bactéria fixa, encapsulada, fermentadora de lactose, anaeróbia facultativa, com a forma de um bacilo. Também não produz esporos. *A K. pneumoniae* ocorre isoladamente, em pares ou em grupos (figura 4.10(b) (Franklin *et al.*, 2012).

4.3.7 *Candida albicans*

A C. albicans é cultivada em ágar sangue. Forma colónias brancas, de cor creme e opacas. As colónias têm um odor caraterístico a levedura e as células em brotamento são visíveis ao microscópio direto. Pode crescer à temperatura ambiente normal ou mesmo em condições anaeróbicas. Multiplica-se por brotamento e tem tipicamente 10-12 metros quadrados de diâmetro (Figura 4.11(a)) (Franklin *et al.*, 2012).

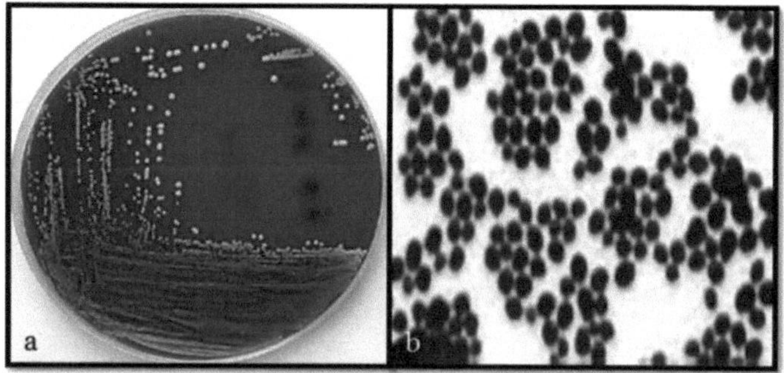

Figura 4.11: Imagem de *C. albicans* em (a) ágar sangue e (b) imagem de *C. albicans* corada com Gram ao microscópio.

Microscópio (ampliação de 1000x).

Caracterização de *C. albicans*

C. albicans é um fungo unicelular, diploide, de forma oval. Um esfregaço diretamente corado de um espécime patogénico mostra levedura ligada a pseudo-hifas (figura 4.12). Tanto a levedura como as pseudo-hifas são Gram-positivas. Trata-se de uma forma de levedura que vive em diferentes superfícies mucosas do corpo. É dimórfica, o que significa que pode transformar-se de uma forma morfológica para outra sob diferentes condições ambientais. Também produz micélio. É uma infeção oportunista que ocorre quando o sistema imunitário do doente está enfraquecido. Infecções causadas por leveduras endógenas, bem como muitas infecções nosocomiais. A candidíase é o agente patogénico mais comum em doentes seropositivos. O agente patogénico torna-se mais invasivo quando o hospedeiro está enfraquecido (figura 4.11(b)) (Franklin *et al.*, 2012).

Em condições fisiológicas, como a temperatura corporal, o pH e a presença de soro, podem desenvolver-se numa forma de hifas conhecida como pseudo-hifas. A formação de pseudo-hifas, observada em película húmida, é o resultado de uma divisão celular polarizada, na qual as células de levedura em crescimento se alongam sem se separarem das células vizinhas, de modo que as células permanecem ligadas umas às outras (figura 4.12). Os clamidósporos também se formam em hifas. As suas estruturas são esporos redondos, quebráveis, com uma parede celular espessa (Figura 4.12). O crescimento excessivo da forma filamentosa multicelular invasiva das pseudo-hifas leva a infecções fúngicas chamadas candidíase ou aftas.

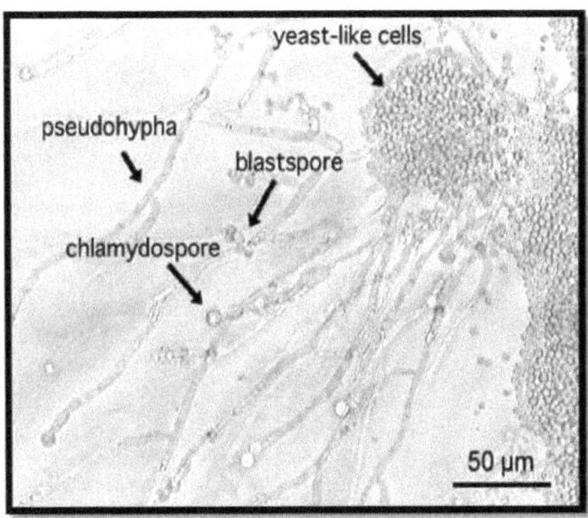

Figura 4.12: Diferentes formas morfológicas de *C. albicans* (Calderone & Fonzi, 2001).

4.4 Testes bioquímicos para a deteção de agentes patogénicos selecionados transmitidos pelo sangue

Foram efectuados os seguintes testes para confirmar todos os agentes patogénicos selecionados para este estudo. Foram analisados utilizando os testes API indicados abaixo;

Quadro 4.1: Testes de confirmação e procedimentos para agentes patogénicos de origem sanguínea selecionados

Agentes patogénicos	Verificação da confirmação	Procedimento
SA	Teste da coagulase: observa-se um ponto de plasma.	Recolheu-se 1 ml de plasma citratado num tubo. Adicionou-se 0,1 ml da cultura a determinar e incubou-se a 37°C. O plasma citratado foi então colocado no tubo. O coágulo de plasma observado dentro de 4 horas foi confirmado como S. *amvut*, caso contrário o coágulo de plasma não se teria formado mesmo após 24 horas.
EF	API Rapid 20E Bílis: a cor mudou para castanho escuro.	Uma colónia da placa de cultura foi espalhada com bílis na placa e deixada durante 30 minutos. Uma mudança de cor para castanho escuro indica a presença do microrganismo.
ST	API20E Teste serológico (polivalente); observa-se aglutinação com todos os reagentes.	Uma colónia negra de uma placa de ágar contendo sangue de cavalo foi misturada com reagentes e examinada para confirmar a espécie. A espécie foi confirmada pela presença de
PA	API 20 Teste da oxidase NE: a cor passa de rosa a castanho e finalmente a preto.	Os organismos foram cultivados em ágar contendo sangue de cavalo. Foram adicionadas duas a três gotas de dicloridrato de tetrametil-p-fenilenodiarnina. Observou-se uma mudança de cor de rosa para castanho e finalmente para preto. Se a cor não se alterar
CE	API 20 E Teste do vermelho de metilo (MR): A cor permanece vermelha.	Se forem adicionadas 2 gotas de vermelho de metilo a 0,04% a uma cultura em caldo de glucose-fosfato, a cultura permanece vermelha em meio ácido. O aparecimento de uma cor vermelha indica, portanto, um teste MR positivo, e a ausência de
KP	API 20 E Ensaio Foges-Proskauer (VP): a cor muda para vermelho-rosa.	Os organismos foram suspensos em caldo de glucose. Após 5 minutos de intubação, foram adicionados 0,6 ml de "-naftol e 0,2 ml de KOH a 40% e agitados durante 5 segundos. Um teste positivo foi indicado pelo aparecimento de uma cor cor-de-rosa entre 2 e 4 horas após a adição dos reagentes.

CA	API 20 AUX Teste da película húmida: observou-se a multiplicação de leveduras e Pseudo-hifas	Colocou-se uma gota de solução salina numa lâmina esterilizada. Duas colónias foram então misturadas em frente a um fundo de solução fisiológica. A lâmina foi coberta com uma lamela de vidro e observada.

Os resultados da análise de todas as frases da API estão resumidos na Figura 4.13.

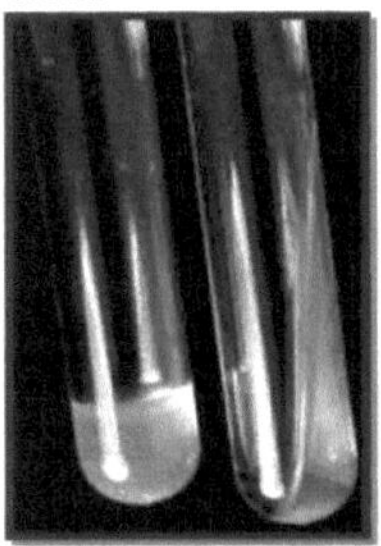

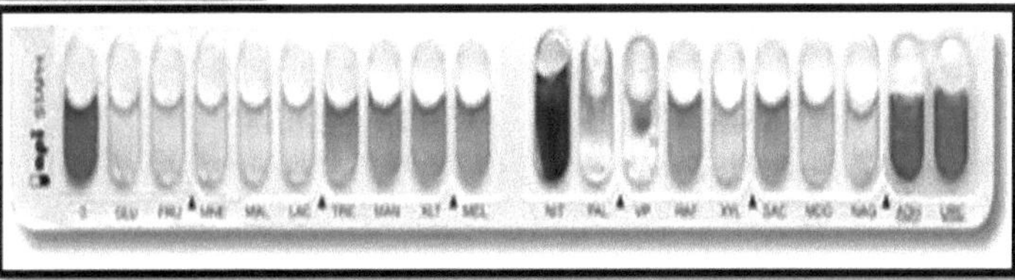

(a) A imagem "A" e a banda estafilocócica API mostram o *teste de identificação de S' aureus.*

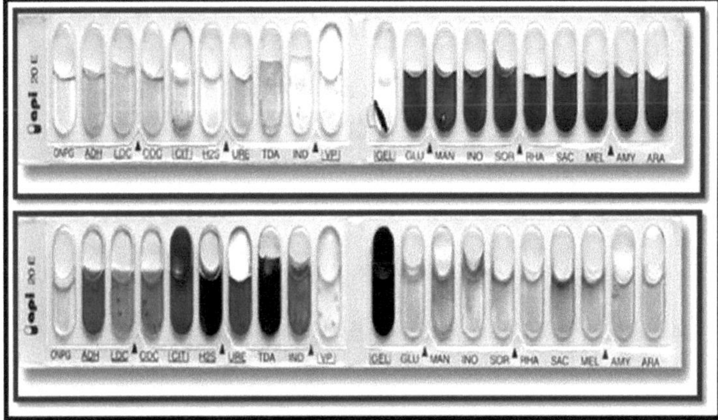

°(b) API Rapid 20E inoculado com *E. faecalis* antes e depois da incubação a 37 C durante 24 horas.

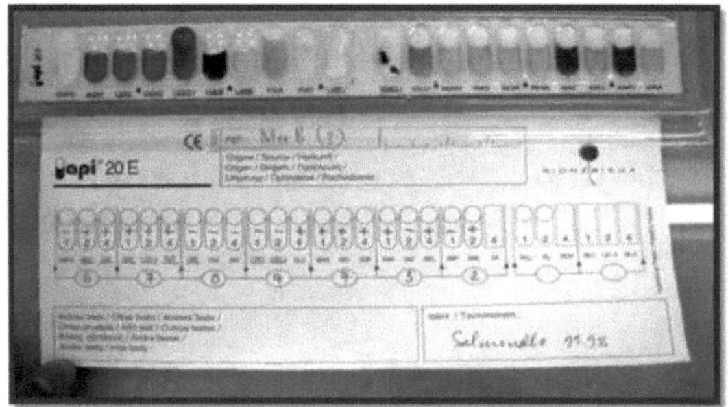

(c) API 20E used to identify Salmonella spp. and through Serological test with the present of black colonies confirmed the *Salmonella typhi*.

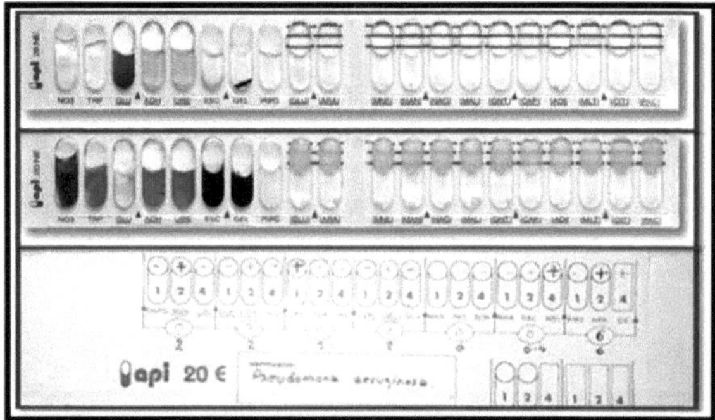

(d) *A P. aeruginosa* foi confirmada pelos testes API 20NE e de oxidase. A banda API acima referida antes e após o período de incubação e a presença de turvação confirmaram a presença de *P. aeruginosa*.

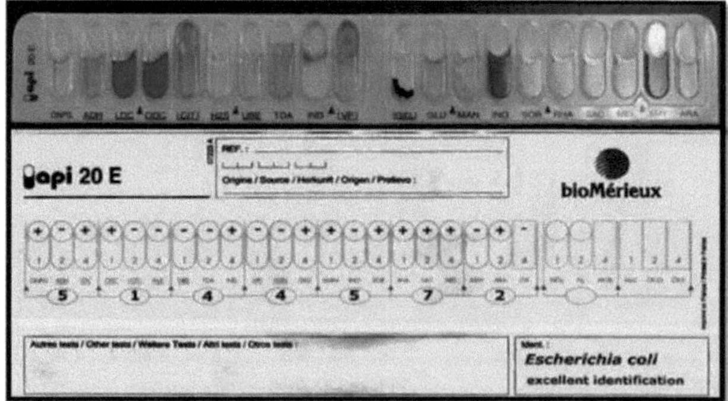

(e) *A E. coli* é também detectada pelo API 20E como teste de confirmação.

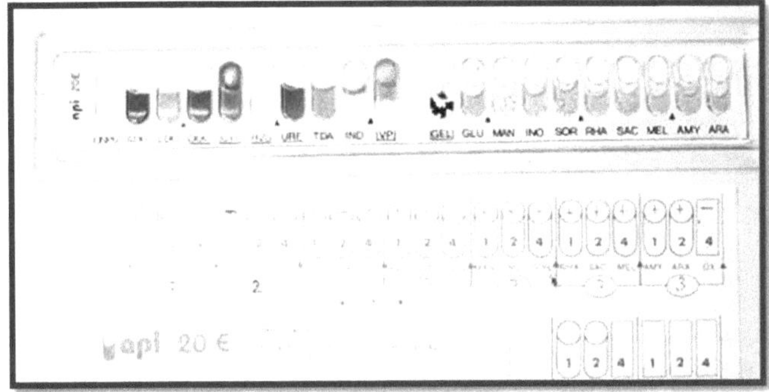

(f) A ilustração mostra o API 20E como teste de confirmação para *K. pneumoniae.*

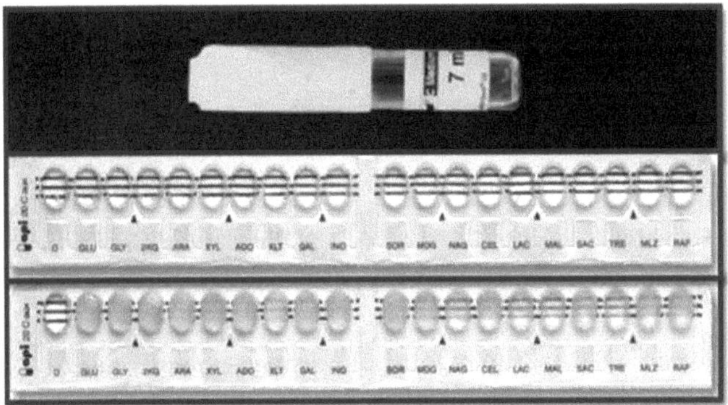

(g) Kit API 20AUX contendo soluções para a identificação de *C. albicans*. A presença de uma nuvem no final da solução confirma a presença de *C. albicans*.

Figura 4.13: Identificação de agentes patogénicos utilizando tiras API (a) *S. aureus,* (b) *E. faecalis,* (c) *Salmonella* typhi, (d) P. *aeruginosa,* (e) *E. coli,* (f) K. *pneumoniae* e (g) C. *albicans.*
Salmonella typhi, (d) *P. aeruginosa,* (e) *E. coli,* (f) *K. pneumoniae* e (g) *C. albicans.*

4.5 Concentração inibitória mínima (CIM) de riboflavina

A Tabela 4.2 mostra as zonas de inibição mínima e máxima em função da concentração de riboflavina para SA, EF, ST, PA, EC, KP e CA.

Tabela 4.2: Concentração inibitória mínima (CIM) de riboflavina para a inibição do crescimento de agentes patogénicos selecionados. Todas as medições foram efectuadas em triplicado.

Solução-mãe de riboflavina na proporção de 1:1 (g/ml)	Agentes patogénicos [zona de inibição (mm) (média 1 DP)].						
	SA	EF	ST	PA	CE	KP	CA
0.0	0.010.0	0.010.0	0.010.0	0.010.0	0.010.0	0.010.0	0.010.0
5.0	16.311.5	7.710.6	6.010.0	6.010.0	6.310.6	6.010.0	6.010.0
10.0	16.411.4	7.710.6	6.010.0	6.010.0	6.310.6	6.010.0	6.010.0
15.0	17.810.5	7.710.6	6.010.0	6.010.0	6.310.6	6.010.0	6.010.0

20.0	18.710.3	11.210.1	11.010.1	11.010.1	9.810.1	6.010.0	8.210.1
25.0	19.310.3	16.510.1	14.710.2	11.910.1	11.810.1	8.110.1	11.310.1
30.0	18.710.1	16.510.1	14.610.3	11.910.2	11.710.1	8.110.1	11.310.2
35.0	18.610.2	16.610.1	14.610.3	11.810.1	11.510.1	8.210.1	11.710.1
40.0	18.610.1	16.410.1	14.610.1	11.810.1	11.510.2	8.210.1	11.310.1
45.0	18.510.1	16.410.0	14.610.2	11.810.1	11.410.1	8.110.1	12.410.1
50.0	18.510.1	16.410.1	14.510.1	11.810.2	11.5=0.1	8.110.1	12.310.1
55.0	18.510.1	16.310.1	14.510.1	11.810.1	11.410.1	8.110.1	12.310.2
60.0	18.410.1	16.310.2	14.310.1	11.810.3	11.410.1	8.110.1	12.210.1
65.0	18.410.1	16.310.1	14.210.0	11.710.1	10.103	8.110.1	11.310.1
70.0	18.410.1	16.310.2	13.910.2	11.710.2	11.310.1	8.110.1	10.310.2
75.0	17.910.2	16.310.1	13.810.5	11.710.1	11.310.1	8.110.1	10.310.1
80.0	17.810.2	16.310.1	13.810.4	11.710.2	11.310.1	8.110.1	8.510.1
85.0	17.810.3	16.310.1	13.810.2	11.710.2	11.310.1	8.110.1	8.610.1
90.0	17.810.1	16.210.1	13.810.3	11.710.2	11.310.1	6.010.0	8.510.1
95.0	17.810.1	16.210.1	13.810.2	11.710.1	11.310.1	6.010.0	8.710.2
100.0	17.810.1	16.210.2	13.710.3	11.710.2	11.310.1	6.010.0	8.710.1

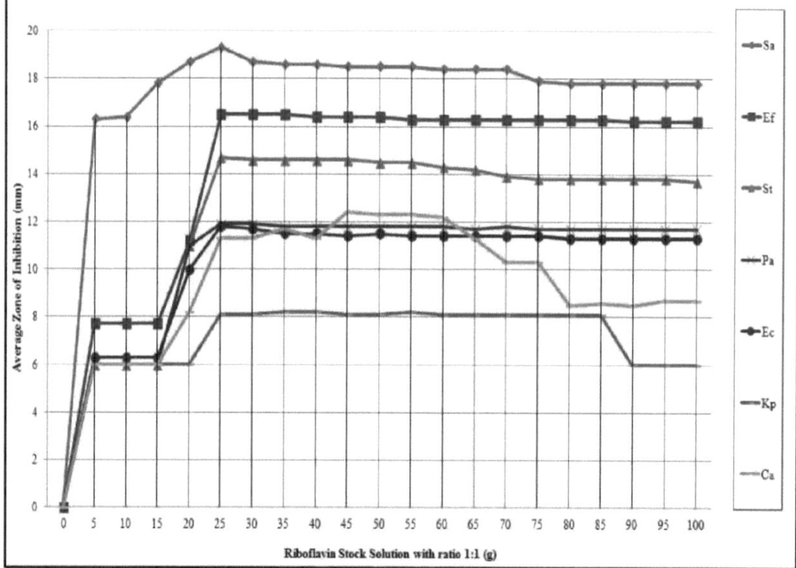

Figura 4.14: Zonas de inibição mínima e máxima de agentes patogénicos contra soluções de reserva, tais como
SA, EF, ST, PA, EC, KP e CA.

O diagrama de linhas da Figura 4.14 mostra a relação entre a solução-mãe de riboflavina e a zona média de inibição dos agentes patogénicos selecionados. Todos os agentes patogénicos foram expostos a 20 soluções de reserva de riboflavina 1:1 diferentes, variando de 0,0 g/ml a 100,0 g/ml (Quadro 4.2). De acordo com os diagramas, a primeira concentração de 5,0 g de riboflavina com 5,0 ml de PBS deu resultados positivos contra todos os agentes patogénicos, em particular contra a SA, que foi capaz de gerar um diâmetro de 16,3 mm como primeira zona de inibição. Esta observação levou a novos ensaios, nos quais o volume da solução inicial de 5,0 ml de PBS foi aumentado com 5,0 g de riboflavina, correspondendo a uma relação de 1:1 g/ml. Os dois testes seguintes com 10,0 g/ml e 15,0 g/ml não resultaram em qualquer alteração nas zonas de inibição para 6 dos 7 agentes patogénicos. Um aumento da concentração teve efeito apenas no SA e levou a um aumento das zonas de inibição. Nesta fase, a resistência dos agentes patogénicos a esta concentração é elevada. Por conseguinte, a experiência foi prosseguida com concentrações mais elevadas, a fim de obter resultados mais sensíveis.

Surpreendentemente, as duas soluções seguintes de riboflavina foram capazes de ultrapassar as barreiras e obtiveram melhores diâmetros, tais como 18,7-19,3 mm para SA, 11,2-16,5 mm para EF, 11,0-14,7 mm para ST, 11,0-11,9 mm para PA, 9,8-11,8 mm para EC e 8,2-11,3 mm para CA. Apenas o KP apresenta valores mais baixos, variando de 6,0 mm a 8,1 mm. Partindo do princípio que este padrão se manteria, o teste foi continuado com outros níveis de concentração. Verificou-se que, contrariamente ao esperado, os valores medidos começaram a variar ligeiramente. Decidiu-se, portanto, realizar o teste com concentrações até 100,0 g/100,0 ml da solução inicial de riboflavina, a fim de investigar a eficácia global da concentração contra os agentes patogénicos transmitidos pelo sangue.

Como se mostra na Figura 4.14, a SA foi o agente patogénico mais afetado, com uma zona de inibição maior em comparação com todos os outros agentes patogénicos. Isto mostra que a riboflavina foi capaz de inibir a SA, particularmente a uma concentração de 25,0 g/25,0 ml, uma vez que atingiu o pico da zona de inibição (19,3 mm) durante o teste. Esta concentração também foi altamente eficaz contra EF, ST, PA e EC. A zona de inibição mais elevada obtida com esta concentração para os outros quatro agentes patogénicos foi de 16,5 mm para EF, 14,7 mm para ST, 11,9 mm para PA e 11,8 mm para EC. A Figura 4.4 mostra que KP e CA são mais resistentes do que os outros agentes patogénicos selecionados. No entanto, a zona de inibição mais elevada, de 12,4 mm, foi obtida para o CA com 45,0 g/45,0 ml de solução-mãe de riboflavina. Para a PC, isto foi conseguido com 35,0 g/35,0 ml de solução. Embora fosse necessária uma concentração mais elevada para uma inibição eficaz da AC, os dados recolhidos mostraram que a AC era o agente patogénico transmitido pelo sangue mais resistente.

Em geral, a solução básica de riboflavina a uma concentração de 25,0 g/25,0 ml foi a mais ativa em termos de inibição de SA, EF e ST. Foi observada uma inibição moderada para PA, EC e CA. No entanto, o KP pode necessitar de mais estudos para alcançar uma inibição eficaz, uma vez que continua a ser o agente patogénico mais resistente em todas as concentrações.

4.6 Eficácia antimicrobiana da riboflavina em combinação com fontes de luz ultravioleta de 365 nm no tratamento de agentes patogénicos transmitidos pelo sangue

As designações na Figura 4.15 são as seguintes: A - *Staphylococcus aureus,* B - *Enterococcus faecalis,* C - Salmonella *typhi,* D - Psudomonas *aeruginosa*, E - *Escherichia coli*, F - Klebsiella *pneumoniae* e G - Candida *albicans*, R - Riboflavina, R+UVA - Riboflavina com UVA, SD - Medicamento padrão e C - Controlo. As zonas de inibição foram medidas em milímetros (mm) (Figura 4.15). As zonas de inibição no grupo 1 (bactérias Gram-positivas) foram significativamente maiores do que no grupo 2 (bactérias Gram-negativas), no grupo 3 (fungos) e no controlo. A própria riboflavina revelou-se bastante eficaz e foi, portanto, capaz de inibir os agentes patogénicos quando difundida a uma concentração de 1,00 g/ml (Figura 4.15). Além disso, SA, EF, ST e PA foram sensíveis ao tratamento com riboflavina inactivada.

Tabela 4.3: Zona média de inibição de agentes patogénicos transmitidos pelo sangue contra soluções de riboflavina activadas e não activadas.

Grupos	Patoge ns	Zona de inibição (mm) (média + desvio padrão)			
		Controlo negativo	Preparação standard	riboflavina (1,0 g/ml)	R+UVA(1,0 g/ml + 365 nm
Gram-positivo	SA	0.0 + 0.0	19.0 + 0.0	20.0+1.0	17.7+1.5
	EF	0.0 + 0.0	18.0 + 0.0	17.7 + 0.6	14.3 + 0.6
Gram-negativo	ST	0.0 + 0.0	22.0 + 0.0	17.3 + 0.6	14.0+1.0
	PA	0.0 + 0.0	18.0 + 0.0	15.7 + 0.6	11.0+1.0
	CE	0.0 + 0.0	17.0 + 0.0	11.7 + 0.6	11.0+1.0
	KP	0.0 + 0.0	16.0 + 0.0	7.7 + 0.6	7.7 + 0.6
Fungos	CA	0.0 + 0.0	18.0 + 0.0	11.7 + 0.6	11.0+1.0

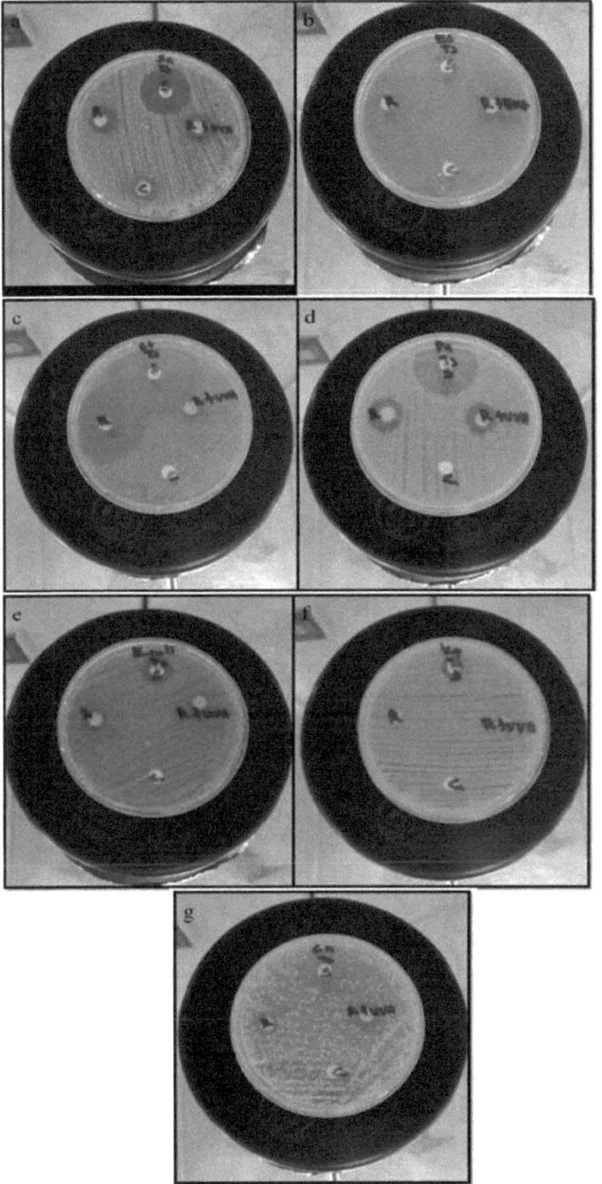

Figura 4.15: Teste de sensibilidade dos microrganismos aos antibióticos utilizando o método de difusão de Kirby-Bauer. As designações são as seguintes: A - *Staphylococcus aureus,* B - *Enterococcus faecalis,* C - *Salmonella typhi,* D - *Pseudomonas aeruginosa,* E - *Escherichia coli*, F - *Klebsiella pneumoniae* e G - *Candida albicans*, R - riboflavina, R+UVA - riboflavina com UV-A 365 nm e C - controlo.

A Tabela 4.3 mostra a medição da zona de inibição para cada agente patogénico e o seu desvio padrão (DP). Foram observadas zonas de inibição para riboflavina não activada e activada, SA mostrou o valor mais elevado de (20,0 ± 1,0) mm e (17,6 ± 1,53 mm), EF mostrou (17,6 ± 0,6) mm e (14,3 ± 0,6) mm, ST mostrou (17,3 ± 0,6) e (14,0 ± 1,0) mm e PA mostrou (15,7 ± 0,6) e (11,0 ± 1,0) mm. Foi moderadamente eficaz contra EC com (11,7 ± 0,6) e (11,0 ± 1,0) mm e CA com (11,7 ± 0,6) e (11,0 ± 1,0) mm. Finalmente, o KP apresentou a menor área de superfície de inibição com (7,7 ± 0,6) mm para ambos os tratamentos. Os resultados das nossas experiências in vitro mostram claramente que a fotoactivação da riboflavina por luz UV pode matar seis dos sete microrganismos testados (figura 4.16).

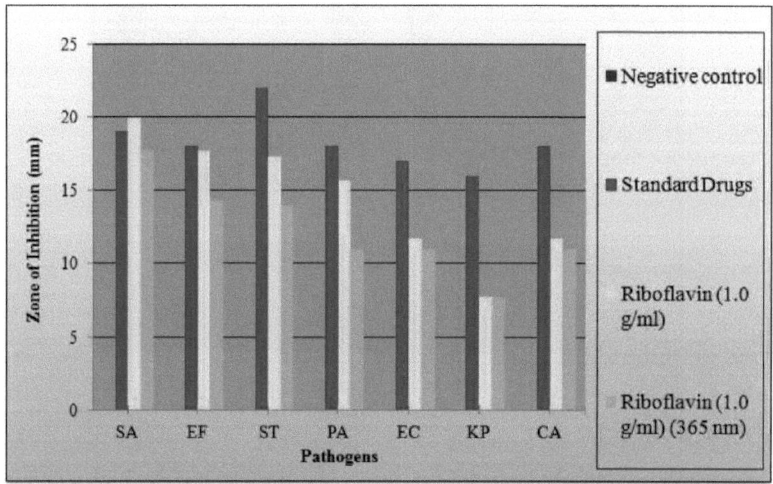

Figura 4.16: Níveis médios de inibição de certos agentes patogénicos transmitidos pelo sangue por soluções de riboflavina activadas e inactivadas.

O trabalho aqui apresentado visa desenvolver a riboflavina como um novo tratamento para as infecções transmitidas pelo sangue, que causam uma morbilidade considerável em todo o mundo e podem levar à morte rápida e devastadora dos indivíduos infectados. As infecções da corrente sanguínea continuam a ser difíceis de tratar, apesar da utilização de vários agentes antibacterianos e antifúngicos tópicos e sistémicos, bem como de medidas cirúrgicas de acompanhamento, como transfusões de sangue e remoção de órgãos para eliminar os órgãos infectados. O tratamento médico foi melhorado com a utilização de vários antibióticos disponíveis no mercado, administrados topicamente ou por outros meios. No entanto, a utilização de antimicrobianos é por vezes difícil devido aos seus efeitos tóxicos na corrente sanguínea e, mais importante ainda, ao aparecimento e crescimento de resistências.

Recentemente, foram publicados estudos que demonstram que o

tratamento com riboflavina/UVA induz a reticulação do colagénio em preparações da córnea e do sangue (Tsugita *et al.*, 1965; Martins *et al.*, 2008; Schrier *et al.*, 2009; Makdoumi, 2011) e resulta nos danos dose-dependentes esperados nos seres humanos. Por acaso, esta abordagem também foi estudada para a inativação de agentes patogénicos por subprodutos da riboflavina após exposição aos raios UV. Este mecanismo actua sobre um grande número de agentes patogénicos, incluindo bactérias, fungos e vírus. A riboflavina e os raios UV de 280 a 370 nm podem danificar os ácidos nucleicos por transferência direta de electrões, libertação de oxigénio simples e formação de peróxido de hidrogénio para formar radicais hidroxilo. O ADN/ARN patogénico pode então ser danificado na ausência de oxigénio (Sauer *et al.*, 2010).

No nosso estudo, por outro lado, utilizámos uma riboflavina separada e, mesmo assim, conseguimos inativar o crescimento do agente patogénico de forma relativamente eficaz utilizando o método de difusão em disco. A teoria foi a mesma que nos outros estudos (riboflavina/UVA), exceto que neste estudo não foi utilizado UVA para fotoirradiar as soluções de riboflavina (Quadro 4.3).

É possível que a riboflavina, que já está presente no corpo humano, possa servir como um mecanismo antimicrobiano natural (Sauer *et al.*, 2010). No entanto, a concentração de riboflavina no sangue não é suficiente para exercer um efeito antimicrobiano sobre os agentes patogénicos transmitidos pelo sangue. Como a riboflavina é sensível à luz, é mais provável que se esgote na parte do corpo humano exposta à luz solar. Os dados selecionados neste estudo reflectem uma tentativa atual de demonstrar um método potencialmente novo de tratamento de agentes patogénicos transmitidos pelo sangue.

O efeito citotóxico da riboflavina durante a fotossensibilização induzida por UV pode estar ligado à produção de oxigénio simples, iões superóxido e radicais hidroxilo, que conduzem à morte de células patogénicas (Sato *et al.*, 1995; Corbin, 2002). Neste caso, os danos no ADN ou a lise da parede celular podem também contribuir para a inativação do agente patogénico. Vários outros factores podem também ser importantes para as diferentes zonas de inibição. A duração do ciclo celular pode ser importante, uma vez que um ciclo celular mais curto aumenta a possibilidade de exposição durante a divisão celular (Thakuri *et al.*, 2011). A estrutura da parede celular, os sistemas de transporte intracelular e as vias metabólicas são outros factores que podem influenciar a sensibilidade ao stress oxidativo (Thakuri *et al.*, 2011).

No entanto, os resultados obtidos neste trabalho poderiam indicar uma maior contribuição antimicrobiana da atividade individual da riboflavina. No caso de SA, EF, ST e PA, observou-se uma diminuição da eficácia quando foram tratados em combinação com UVA (figura 4.16). A maior atividade individual da riboflavina poderia indicar que estes micróbios são mais vulneráveis à difusão da riboflavina através das paredes celulares que interceptam o seu ADN. No entanto, é prematuro concluir que a combinação UVA é ineficaz, apesar de não ter sido observada qualquer melhoria (nas zonas de inibição) para nenhum dos agentes patogénicos testados com riboflavina UVA. No entanto, aplicam-se as mesmas hipóteses

pode ser transferido para outros micróbios, uma vez que a inativação do ADN por ligação a moléculas de riboflavina pode ainda ocorrer dependendo da resistência microbiana. São necessários mais estudos aprofundados com diferentes micróbios para compreender a interação da riboflavina com os micróbios antes de podermos tentar responder à questão da eficácia da riboflavina com e sem luz UV.

Além disso, a falta de penetração e a forte dependência da distância da fonte de UVA também levam a restrições na utilização de UVA, o que pode levar a uma inativação heterogénea de microrganismos. Isto constitui um obstáculo à investigação sobre o tratamento de infecções transmitidas pelo sangue em tecidos biológicos profundos. Além disso, os efeitos negativos da ionização UV nos tecidos biológicos também impedem o progresso dos estudos in vivo. Por conseguinte, é absolutamente essencial otimizar a eficácia da riboflavina sem a combinar com os raios UV.

Sendo um nutriente essencial que se encontra naturalmente nas plantas e nos animais, a riboflavina pode também ser isolada a partir de compostos com propriedades antibacterianas, antifúngicas e anticancerígenas. Os antibióticos actuais são produzidos a partir de muitas fontes, mas podem não ser totalmente eficazes na supressão de agentes patogénicos. Por conseguinte, a capacidade antimicrobiana dos agentes bioactivos que são derivados do composto heterocíclico isoaloxazina ligado ao ribitol, um álcool poli-hídrico derivado da riboflavina, é uma área de investigação interessante (Hohmann & Stahmann, 2010; Abbas & Sibirny, 2011). Além disso, podem ser utilizadas combinações mais seguras de medicamentos padrão com riboflavina para inibir o crescimento de agentes patogénicos. Verificou-se que SA, EF, ST e PA eram sensíveis à riboflavina, enquanto EC e CA apresentaram uma resposta moderada à riboflavina (Figura 4.15). Em contraste, KP, uma bactéria gram-negativa, foi resistente ao tratamento com riboflavina, enquanto ST, PA e outras bactérias gram-negativas apresentaram a maior zona de inibição (Figura 4.15). Isto pode dever-se ao facto de a célula bacteriana estar firmemente envolvida por uma camada exterior de apolissacárido (Lee *et al.*, 2002; Jakobsen & Jonsdottir, 2003; Cress *et al.*, 2014). A camada exterior protege as bactérias dos fagócitos e das respostas imunitárias. As PKs podem produzir beta-lactamases de espetro alargado (ESBLs), que são responsáveis pela resistência destas bactérias a muitas classes de antibióticos (Llobet *et al.*, 2008; Crcss *et al.*, 2014). Além disso, a presença de vários péptidos nas membranas mucosas também pode proteger as bactérias encapsuladas (Llobet *et al.*, 2008). Isto pode fazer com que as bactérias encapsuladas actuem como um escudo contra a atividade da riboflavina. No entanto, ao aumentar a concentração de riboflavina, os agentes patogénicos podem ser suprimidos.

Foi observada variabilidade nas zonas de inibição entre os fármacos testados. A diferença entre os grupos com riboflavina não activada foi significativa a $p=0,001$ em comparação com a riboflavina activada. Assim, a riboflavina em si foi mais eficaz do que a riboflavina activada ($p<0,05$).

Neste trabalho, a eficácia autónoma da riboflavina foi demonstrada com sucesso pela primeira vez. A utilização da riboflavina para inativar agentes patogénicos sem a necessidade de fotossensibilização por luz UV deverá permitir o desenvolvimento de métodos baratos e independentes da distância. Sem os efeitos nocivos da exposição à luz UV, a riboflavina pode ser estudada e utilizada no tratamento de infecções locais.

4.7 Tratamento com riboflavina de agentes patogénicos selecionados como alimento suplementar

Suplemento

As placas de cultura foram pré-tratadas durante 5 minutos com preparações padrão e depois durante a noite com riboflavina. As bactérias Gram-positivas foram tratadas com vancomicina e as Gram-negativas com gentamicina. Os nomes são os seguintes: A-Staphylococcus *aureus,* B-Enterococcus *faecalis,* C-Salmonella *typhi,* D-Pseudomonas *aeruginosa* e C-Controlo. As zonas de inibição foram medidas em milímetros (mm), como se mostra na Figura 4.17. As zonas de inibição foram medidas em metros (mm).

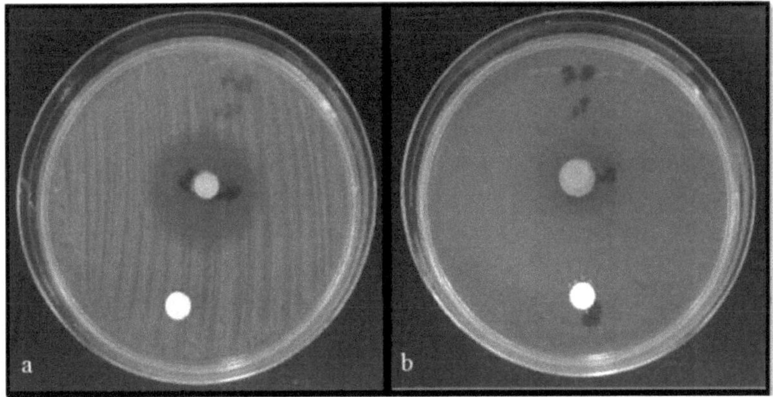

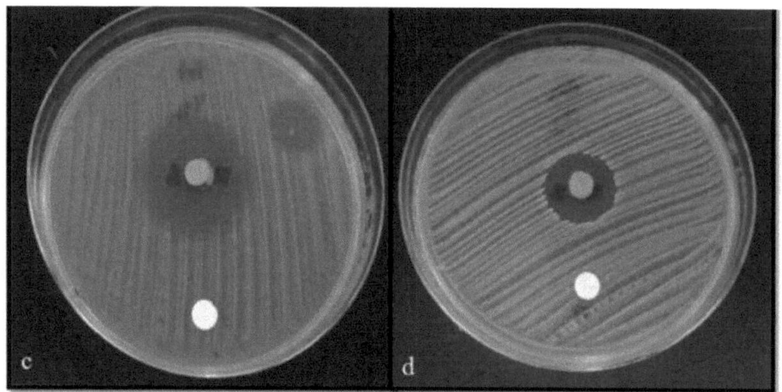

Figura 4.17: Estudos combinados de preparações padrão e riboflavina. Os números sobrescritos indicam: a - *Staphylococcus aureus*, b - *Enterococcus faecalis*, c - *Salmonella typhi* e d - *Pseudomonas aeruginosa*.

Numa outra série de experiências, os agentes patogénicos tratados com medicamentos padrão, SA e EF com vancomicina, ST com imipenem e PA com gentamicina, apresentaram zonas de inibição maiores do que a riboflavina inactivada (Figura 4.17). As bactérias Gram-positivas SA e EF apresentaram (25,1 ± 0,6) mm e (24,4 ± 0,1) mm, respetivamente. As bactérias Gram-negativas ST e PA tinham (30,2 ± 0,8) mm e (25,1 ± 0,6) mm, respetivamente (figura 4.17),

O estudo descreve o desenvolvimento da riboflavina como um medicamento alternativo para complementar os antibióticos tradicionais, o que é apoiado pelo facto de a riboflavina não só ter uma eficácia comparável, mas também não causar toxicidade ou efeitos secundários nos seres humanos. Verificou-se que a riboflavina, por si só, inibe com êxito o crescimento de agentes patogénicos (incluindo fungos), tendo sido observada uma maior eficácia em combinação com medicamentos tradicionais (Quadro 4.4). Como já foi mencionado, é possível que a riboflavina, já presente no sangue, possa servir como um mecanismo antimicrobiano natural (Martins *et al.*, 2008). No entanto, a concentração de riboflavina no sangue não é suficiente para matar agentes patogénicos estranhos. O tratamento proposto com base nos resultados obtidos neste trabalho pode aumentar a concentração de riboflavina no sangue e ativar o sistema imunitário. Mesmo que seja administrada uma dose de riboflavina superior à necessária, o excesso é facilmente eliminado na urina.

Neste estudo, os agentes patogénicos foram selecionados aleatoriamente e submetidos a estudos de combinação com medicamentos padrão em combinação com riboflavina (riboflavina isolada e riboflavina irradiada por UV) (ver Quadro 4.4 e Figura 4.17). Os resultados mostram um efeito inibitório extremamente elevado em comparação com a riboflavina isolada. A vancomicina, a gentamicina e o imipenem são medicamentos padrão para o tratamento de infecções patogénicas. No entanto, sabe-se que estes medicamentos têm efeitos graves, como lesões renais, perda de audição, erupções cutâneas e outros (Mattew & Thomas 2009). A maioria dos medicamentos padrão inibe geralmente os agentes patogénicos sintetizando a parede celular do agente patogénico (Harold & Thomas, 1996). No entanto, também danificam a membrana celular bacteriana e interferem com a síntese de ARN/ADN bacteriano (Harold & Thomas, 1996). A administração de fármacos padrão durante cinco minutos, seguida de tratamento com riboflavina, mata os agentes patogénicos de forma muito mais eficaz, como demonstrado pelas zonas de inibição maiores nas placas de ágar de cultura (Figura 4.17). A riboflavina pode entrar nas bactérias atravessando os canais transmembranares criados pelos medicamentos padrão (Sauer *et al.*, 2010).

Tabela 4.4: Zona de inibição média para uma seleção de agentes patogénicos transmitidos pelo sangue.

Patoge ns	Zona de inibição (mm) (média ± DP)		
	Controlo negativo	Preparação standard	Riboflavina (50 mg/ml)
SA	0.0	21.8 + 0.4	25.1+0.6
EF	0.0	21.9 + 0.7	24.4 + 0.1
ST	0.0	28.4+1.4	30.2 + 0.8
PA	0.0	18.3 + 0.0	25.1+0.6

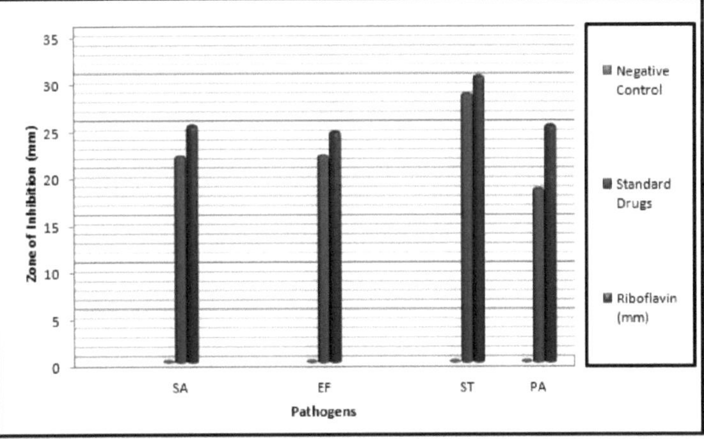

Figura 4.18: Zona de inibição média para agentes patogénicos sanguíneos selecionados.

A riboflavina difunde-se nas membranas impermeáveis das bactérias e dos fungos, matando eficazmente tanto as bactérias Gram-positivas como as Gram-negativas (Sauer *et al.*, 2010). O tratamento padrão do fármaco pode aumentar a difusão horizontal da riboflavina e reduzir a sua difusão vertical no ágar, resultando numa concentração superficial global mais elevada do fármaco (Sauer *et al.*, 2010). No entanto, como seria de esperar, os mecanismos de ação podem ser mais complexos e numerosos. Além disso, cerca de 80% das infecções da corrente sanguínea envolvem uma penetração profunda de bactérias e fungos, conduzindo frequentemente a uma disseminação sistémica. A ação da riboflavina só pode ser detectada até cerca de 50,0 CI em cada 50,0 mg de riboflavina, o que significa que pode ter algum efeito na penetração profunda dos agentes patogénicos na corrente sanguínea.

Nestes estudos, foi possível demonstrar a atividade in vitro da riboflavina com medicamentos padrão contra bactérias gram-positivas e gram-negativas selecionadas (fig. 4.18). Este tratamento é considerado seguro quando todos os critérios de tratamento reconhecidos são cumpridos. Em resumo, a riboflavina afecta seriamente o desenvolvimento e a função dos agentes patogénicos quando utilizada em combinação com medicamentos padrão (fig. 4.18). As concentrações de riboflavina utilizadas como antimicrobiano neste estudo foram consideradas seguras para o tratamento de doentes com septicemia sem efeitos tóxicos ou adversos (Select Committee on Fatty Substances, 1979). Acreditamos que, aperfeiçoando ainda mais o método de administração, será possível utilizar esta abordagem para o tratamento de agentes patogénicos transmitidos pelo sangue.

CAPÍTULO 5
CONCLUSÕES E INVESTIGAÇÃO FUTURA

5.1 Conclusões

Pela primeira vez, observámos a eficácia da riboflavina sem irradiação UV, resultando na inibição do crescimento de bactérias Gram-positivas, bactérias Gram-negativas e fungos. Para além disso, conseguimos mostrar que a riboflavina combinada com a irradiação UV exibiu zonas de inibição semelhantes às obtidas com a riboflavina isolada. Os resultados mostraram que *S. aureus*, *E. faecalis*, *S. typhi* e *P. aeruginosa* apresentaram níveis de inibição de 20,0 ± 1,0, 17,7 ± 0,6, 17,3 ± 0,6 e 15,7 ± 0,6, respetivamente. Para *E. coli* e *C. albicans*, foram observados níveis médios de inibição de 11,7 ± 0,6 e 11,7 ± 0,6. *A K. pneumoniae* foi resistente aos medicamentos com um intervalo de 7,7 ± 0,6 mm. Os resultados para os agentes patogénicos pré-tratados com medicamentos padrão e depois com solução de riboflavina foram 25,1 ± 0,6 mm (SA) e 24,4 ± 0,1 mm (EF). As bactérias Gram-negativas ST e PA foram 30,2 ± 0,8 mm e 25,1 ± 0,6 mm, respetivamente. Sabe-se que os raios ultravioleta têm efeitos secundários nocivos no corpo humano e não podem ser utilizados para administrar medicamentos em profundidade no corpo. Embora a eficácia da riboflavina aumente ligeiramente quando combinada com os raios UV, a eficácia da riboflavina como ingrediente ativo individual poderia constituir uma alternativa ou um complemento à gama existente de antibióticos tradicionais devido à sua não toxicidade. Para além do tratamento anterior com medicamentos padrão, a aplicação subsequente de riboflavina inibiu eficazmente o crescimento de determinados agentes patogénicos.

Estes resultados iniciais são promissores, mas são necessários mais estudos em animais para determinar se a riboflavina pode, no futuro, ser um complemento eficaz para o tratamento de agentes patogénicos transmitidos pelo sangue e para o tratamento de mais do que uma doença. No futuro, as terapias combinadas e complementares poderão ser utilizadas em grande escala para melhorar o tratamento dos agentes patogénicos transmitidos pelo sangue.

5.2 Investigação futura

Este estudo forneceu informações valiosas sobre a riboflavina, que possui propriedades antimicrobianas naturais úteis em medicina. Além disso, esta informação pode fornecer os conhecimentos necessários para desenvolver a riboflavina como medicamento alternativo aos antibióticos tradicionais, uma vez que não tem toxicidade nem efeitos nocivos nas células biológicas. A eficácia atual da riboflavina como substância ativa única deveria ser alargada ao tratamento de outras doenças ou em associação com outros medicamentos. As propriedades anticancerígenas ou antioxidantes da riboflavina deveriam igualmente ser estudadas antes de se obter uma compreensão óptima dos mecanismos de ação da riboflavina no contexto de uma medicina natural.

Literatura

Abbas, C. A., & Sibimy, A. S. (2011). Controlo genético da biossíntese e transporte de riboflavina e flavina nucleótidos e desenvolvimento de *produtos* biotecnológicos robustos. *Revisões em Microbiologia e Biologia Molecular, 75*(2): 321 -360.

Akompong, T., Gori, N., & Haldar, K. (2000). In vitro activity of riboflavin against the human malaria parasite *Plasmodium falciparum*. *Antimicrobial agents and chemotherapy, 44*(1): 88-96.

Albert, B., Johnson, A., & Lewis, J. (2002). th*Molecular Biology of the Cell*. (4 Eds.). Nova Iorque, Garland Science.pp:1616.

Allen, L. (2012). Vitaminas B no leite materno: importância relativa do estado e absorção materna, e efeitos no bem-estar e função do bebé. *Advances in Nutrition: an International Review Journal, 3*(3): 362-369.

Amin, H., Shukla, A., Snyder, F., Fung, E., Anderson, N., & Parsons, E. (1992). Significance of phototherapy-induced riboflavin deficiency in pregnant neonates (Significado da deficiência de riboflavina induzida por fototerapia em recém-nascidos grávidas). *Neonatology, 61* (2), 76-81.

Azadi, R., Calabrese, C., & Stroope, J. (2010). Síndrome hemolítico-urémica causada por *Escherichia coli* 0111, que produz toxina Shiga. *Journal of the American Osteopathic Association, 110*(9) : 538-544.

Baker, M. e Jeffreys, P. (2006). Utilização de frascos criogénicos disponíveis no mercado para armazenamento a longo prazo de fungos dermatófitos. *Journal of Clinical Microbiology*, *44*(2), 617-618. http://dx.doi.org/10.1128/jcm.44.2.617-618.2006

Bendel, K. M. (2003). Colonização e adesão epitelial na patogénese da candidíase neonatal. Seminário de Perinatologia, 27(5): 357-364.

Benoit, L., & Denis, G. (2007). Regulamentação microbiológica da natação recreativa no Canadá: está na altura de mudar? Canadian Journal of Infectious Disease and Medical Microbiology, 18(2): 153-157.

Betsy, M.S. (1997). Os perigos da radiação ultravioleta para os seres humanos. Em Non-ionising radiations: An Overview of the Physics and Biology. Hardy, K., Meltz, M., & Glickman, R. Medical Physics Publishing Madison.

Birch, T. W., Gyorgy, P., & Harris, L. J. (1935). Complexo de vitamina B2. Diferenciação dos factores anti-língua negra e P-P da lactoflavina e da vitamina B6 (a chamada pelagra de rato). Partes I-VI. *Zeitschrift für Biochemie, 29*(12) : 2830-2850.

Blythe, A. W. (1879). A composição do leite de vaca na saúde e na doença. *Journal of the Chemical Society, 35*: 530-539.

Boehnke, C., Reuter, U., Flach, U., Schuh-Hofer, S., Einhaupl, K. M., & Arnold, G. (2004). O tratamento com altas doses de riboflavina é eficaz na prevenção de enxaquecas: um estudo aberto num centro médico terciário. *Jornal Europeu de Neurologia, 11* (7): 475-477.

Bucher, L. E. (1933). A concentração e a provável natureza química da vitamina G. *Zeitschrift für Biologische Chemie, 102* : 39-46.

Bourquin, A., & Sherman, H. C. (1931). Determinação quantitativa da vitamina G (B2). *Journal of the American Chemical Society, 53*: 3501-3505.

Bowersox, J. (1999). Vacina experimental contra o Staphylococcus aureus com amplo efeito protetor em estudos com animais. Bethesda, Maryland, EUA: Instituto Nacional de Alergia e Doenças Infecciosas. Acedido em 2007-07-28.

Bühler, B. (2011). Vitamina B2: riboflavina. *Journal of Evidence-Based Complementary & Alternative Medicine, 16*(2): 88-90.

Calderone, R. A., & Fonzi, W. A. (2001). Factores de virulência de Candida albicans. Tendências em Microbiologia, 9(7) : 327-335.

Cavallo, G., Foschini, F., Luciani, G., Roy, P., & Stagni, E. (2012). Entrega corneana de agentes de reticulação por iontoforese para o tratamento de ceratocone e composições oftálmicas associadas. *W0201295877 A1.*

Instituto de Normas Clínicas e Laboratoriais. (2006). *Protocolos para a avaliação do ágar Mueller-Hinton desidratado*; normas reconhecidas (2.ª edição). Wayne, PA. Disponível em http://shop.clsi.org/site/Sample_pdf7M06A2_sample.pdf.

Coimbra, C. G., & Junqueira, V. V. S. (2003). Altas doses de riboflavina e a ausência de carne vermelha na dieta favorecem a recuperação de certas funções motoras em pacientes com doença de Parkinson. *Jornal Brasileiro de Pesquisas Médicas e Biológicas, 36*(10): 1409-1417.

Corbin, F. (2002). Inativação de agentes patogénicos em componentes sanguíneos: estado da arte e implementação de uma abordagem que utiliza a riboflavina como fotossensibilizador. *International Journal of Haematology, 76*(S2): 253-257.

Costerton, J. W., Stewart, P. S., & Greenberg, E. P. (1999). Biofilmes bacterianos: uma causa comum de infecções persistentes. Science, 284 : 1318-1322.

Conselho de Farmácia e Química (1937). Riboflavina é o nome aceite para a vitamina B2. *Journal of the American Medical Association, 108*: 1340-1341.

Kress, W. F., Englaender, J. A., He, W., Kasper, D., Linhardt, R. J., & Koffas, M. A. (2014). Mascarando patógenos microbianos: os polissacarídeos capsulares imitam as moléculas do tecido hospedeiro**.** *FEMS Microbiology Reviews, 38(4): 660-697.*

Diffie, W. L. (1991). Effects of solar ultraviolet radiation on biological systems (Efeitos da radiação solar ultravioleta nos sistemas biológicos). *Physics in Medicine and Biology, 36*(3): 299-328.

Edberg, S., Rice, E., Carlin, R., & Allen, M., (2000). *Escherichia coli*: o melhor indicador biológico de água potável para a proteção da saúde pública. *Journal of Applied Microbiology*, *88*(S1): 106S-116S.

Eileen, R. K., David, A. R., & Allison, M. (2010). Antibiotic resistance: impact on global health and new intervention strategies: workshop summary [Resistência aos antibióticos: impacto na saúde global e novas estratégias de intervenção: resumo do workshop]. *Imprensa Académica Nacional.* Washington D.C.
Disponível em https://www.ncbi.nlm.nih.gov/pubmed/21595116.

Elson, M., & Haasan, D. (2003). *Staying Healthy with Nutrition: The Complete Guide to Diet and Nutrition*: The *False Fat Diet, The Healthy Lifestyle Buyer's Guide, The Detox Diet, and The All-Time Cookbook* (pp. 114-115).

Ennever, J. E. (1988). Phototherapy of neonatal icterice (Fototerapia da iterícia neonatal). *Journal of Photochemistry and Photobiology, 47*(6): 871-876.

Ennever, J. F., Knox, I., Denne, C. S., & Speck, W. T. (1985). Phototherapy for neonatal icterice: In vivo clearance of bilirubin photoproducts. *Pediatric Research, 19*(2): 205-208.

Evans, A. C., & Chinn, A. L. (1947). The enterococci: with special reference to their association with human disease. Journal of Bacteriology, 54(4) : 495-512.

Indicadores de saúde relacionados com o ambiente. (2008). Efeitos positivos e negativos da luz ultravioleta. A aprendizagem científica estimula um novo pensamento, Centro de Aprendizagem Científica. Universidade de Waikato. Obtido em https://www.sciencelearn. org.nz/resources/1304-positive-and-.
efeitos negativos dos veículos a motor

Fleiszig, S. M., Wiener-Kronish, J. P., Miyazaki, H., Vallas, V., Mostov, K. E., Canada, D., Sawa, T. (1997). Pseudomonas aeruginosa-mediated cytotoxicity and invasion correlate with different genotypes of loci encoding exoenzyme S. Infect Immunology, 65(2): 579-586.

Folker, K., Wolaniuk, A., & Vadhanavikit, S. (1984). Enzimologia da resposta da síndrome do túnel cárpico à riboflavina e à administração combinada de riboflavina e piridoxina. Actas da Academia Nacional das Ciências 81(22): 7076-7078.

Conselho de Alimentação e Nutrição (FNB). (1998). Dietary intake of thiamine, riboflavin, niacin, vitamin B6, folate, vitamin B12, pantothenic acid, biotin and choline. *National Academy Press.* Disponível em https://www.ncbi.nlm.nih.gov/books/NBK114310/.

Franklin, T. J. & Snow, G. A. (2005a). Antimicrobial drug development, past, present and future (Desenvolvimento de medicamentos antimicrobianos, passado, presente e futuro). In (6th ed.), The *biochemistry and molecule of antimicrobial drug action* (pp. 1-16). Estados Unidos da América: Springer Science and Business Media.

Franklin, T. J., & Snow, G. A. (2005b). Vulnerable shields - the cell walls of bacteria and fungi. In (6th ed.), *Biochemistry and molecular basis of antimicrobial action* (pp. 17-46). Estados Unidos da América: Springer Science and Business Media.

Franklin, T. J. & Snow, G. A. (2005d). The genetic basis of antimicrobial resistance (A base genética da resistência antimicrobiana). In (6th ed.), The *biochemistry and molecule of antimicrobial drug action* (pp. 135-148). Estados Unidos da América: Springer Science and Business Media.

Franklin, R. K., Matthew, A. W., Jeff, A., Michael, N. D., George, M. E., Mary, J. F.,. Dwight, J. H. (2012). *Normas de desempenho para testes de suscetibilidade antimicrobiana; vigésimo segundo suplemento informativo.* Instituto de Normas Clínicas e Laboratoriais, Wayne, PA, EUA.

Foy, H., Kondi, A., & Macdougall, L. (1961). Aplasia pura de glóbulos vermelhos em marasmo e kwashiorkor, tratada com riboflavina. *British Medical Journal, 1* (5230): 937-941.

Gariballa, S., & Ullegaddi, R. (2007). Riboflavin status in acute ischaemic stroke. *Jornal Europeu de Nutrição Clínica, 61*: 1237-1240.

Gilmore, M. S., Clewell, D. B., Ike. Y., & Shankar, N. (2014). As bacteriocinas enterocócicas e as proteínas antimicrobianas contribuem para o controle do nicho. Enterococos: de comensais a grandes contribuintes para infecções resistentes a medicamentos. https://www.ncbi.nlm.nih.gov/books/NBK190428/

Goldberger, J., & Lillie, R. (1926). A note on an experimental pellagra-like condition in the albino rat. *Relatórios de Saúde Pública (1896-1970), 41* (22): 1025.

Goodrich, R.P., Edrich, R.A., Goodrich, L.L., Scott, K.A., Manica, K.J., ... Hlavinka, D.J. (2006). *Capítulo 5: Propriedades antivirais e antibacterianas da riboflavina e da luz: aplicações na segurança do sangue e na medicina transfusional. Flavins: photochemistry and photobiology* (6). Silva, E., & Edwards A.M (40 Eds.). Royal Society of Chemistry, Cambridge, UK.

Gyles, C., & Boerlin, P. (2014). Elementos genéticos transmitidos horizontalmente e seu papel na patogênese de doenças bacterianas. *Patologia Veterinária, 51* (2): 328-340.

Gyorgy, P. (1934). Vitamina B2 e dermatite peládica no rato. *Journal of Nature, 133* : 498.

Hall, S. M., & Glickman, M. (1988). The British Department of Paediatrics. Archieves of International Medicine, 63(9): 344-346.

Hardwick, C. K., Herivel, T. R., Hernandez, S. C., Ruane, P. H., e Goodrich, R. P. (2004). Separação, identificação e quantificação da riboflavina e dos seus fotoprodutos em produtos sanguíneos por cromatografia líquida de alta eficiência com deteção de fluorescência: um método de apoio à tecnologia de redução de agentes patogénicos. *Photochemistry and Photobiology, 80*(3): 609-615.

Harold, K., & Thomas, D. (1996). *Quimioterapia antimicrobiana: microbiologia médica* (4ª ed.). University of Texas Medical Branch at Galveston.

Hassan, S., Chhibber, A. A., Khan, I., & Naseem. (2012). A riboflavina atenua os efeitos tóxicos da cisplatina sob luz solar. *Plos One, 7*(5): e36273.

Hamer, D. H., & Sherwood, L. G. (1997). *A bactéria Escherichia coli.* Em Sleisenger & Fordtran's *Gastrointestinal and Liver Disease* (Mark Feldman Ed). Philadelphia: W.B Saunders Company.

Hertz, J. J. (1954). *A study of the stability and solubility of riboflavin and certain derivatives* University of Florida, (Ph.D. thesis). Disponível em http://ufdc.ufl.edu/AA00004956/00001.

Hidron, A., Edwards, J., Patel, J., Horan, T., Sievert, D., Pollock, D., & Fridkin, S. (2008). Atualização anual do NHSN: agentes patogénicos resistentes aos antimicrobianos associados a infecções associadas aos cuidados de saúde: resumo anual dos dados comunicados à rede nacional de segurança dos cuidados de saúde nos centros de controlo e prevenção de doenças

(20062007). *Infection Control Hospital-Epidemiology, 29*(11) : 996-1011.

Hirano, M., Matsuki, T., Tanishima, K., Takeshita, M., Shimizu, S., Nagamura, Y., e Yoneyama, Y. (2008). Metahemoglobinemia congénita devido a deficiência de NADH-metaemoglobina redutase: tratamento bem sucedido com riboflavina oral. *British Journal of Haemotology, 47*(3): 353-359.

Hirose, K., Itoh, K. I., Nakajima, H., Kurazono, T., Yamaguchi, M., Moriya, K., Ezaki, T., Kawamura, Y., Tamura, K., e Watanabe, H. (2002). Amplificação selectiva dos genes tyv (rfbE), prt (rfbs), viaB e flic por PCR multiplex para identificação dos serovares *entéricos de Salmonella* typhi e paratyphi A. *Journal of Clinical Microbiology, 40*(2) : 633-636.

Hohmann, H. P., & Stahmann, K. P. (2010). *Biotecnologia para a produção de riboflavina.* Em Mander, L., H. W., & Liu, *Comprehensive Natural Products II. Química e Biologia, 7* : 115-139.

Manuais da IARC sobre a prevenção do cancro, (2001*). Relatório científico sobre a utilização de protectores solares para a prevenção do cancro da pele, mecanismo de ação e toxicidade potencial* (volume 5). IARC, OMS, Lyon.

Garcia, L. S. & Isenberg, H. D. (2004). *Manual de procedimentos para microbiologia clínica* (3ª ed.). Washington, DC: Sociedade Americana de Microbiologia.

Ivanoff, B., & Levine, M. M. (1997). Typhoid fever: persistent challenges from a tenacious enemy (Febre tifoide: desafios persistentes de um inimigo tenaz). Bulletin de I' Institut Pasteur, 95(3): 129-142.

Jackson, W. E., Wilhelmus, K. P., & Mitchell, B. M. (2007). A fomentação geneticamente regulada contribui para a virulência *da Candida albicans* em infecções da córnea. *Microbial Pathogenesis, 42* : 88-93.

Jakobsen, H., & Jonsdottir, I. (2003). Vacinação mucosa contra bactérias respiratórias encapsuladas - novas possibilidades para vacinas conjugadas. *Scandinavian Journal of Immunology, 58*(2): 119-128.

Jawetz, E. (1980). Agentes antimicrobianos: mecanismos e factores que influenciam a sua ação. In: Kagan, B.M. *Antimicrobial Therapy* (pp: 3-10).

Toronto W.B.: Saunders Company.

Jett, B. D., Huycke, M. M., & Gilmore, M. S. (1994). Enterococcal virulence. *Clinical Microbiology Reviews, 7*(4): 462-478.

José, L. M., & Fernando, B. (2002). Interações entre estratégias no contexto das infecções bacterianas: Patogenicidade, epidemicidade e resistência aos antibióticos.

Clínica
Microbiology Reviews, 15(4): 647-679.

Kamada, N., Inoue, N., Hisamatsu, T., Okamoto, S., Matsuoka, K., Sato, T., et al. (2005). A non-pathogenic strain *of Escherichia coli* nissle 1917 prevents acute and chronic colitis in mice. *Inflammatory bowel diseases, 11* (5) : 455-463.

Kirschenbaum, N. W., Dancis, J., Levitz, M., Lehanka, J., e Young, B. K. (1987). Riboflavin concentration in maternal and umbilical cord blood during human pregnancy (Concentração de riboflavina no sangue materno e do cordão umbilical durante a gravidez humana). *American Journal of Obstetrics and Gynaecology, 157*(3): 748-752.

Koh, H. K., Geller, A. C., Miller, D. R., Grossbart, T. A., Lew, R. A. (1996). Strategies for prevention and early detection of melanoma and skin cancer: state of the art. *Archives of Dermatology, 132*(4): 436-443.

Kramer, A., Schwebke, I., & Kampf, G. (2006). Quanto tempo persistem os agentes patogénicos nosocomiais em superfícies inanimadas? Uma revisão sistemática. *BMC Infectious Diseases, 6* : 130.

Kumar, V., Lockerbie, O., Keil, S. D. et al (2004). Riboflavina e redução de agentes patogénicos pela luz ultravioleta: extensão e consequências dos danos no ADN a nível molecular. *Photochemistry and Photobiology, 80*(1) : 15-21.

Kurth, N. (2001). Quinze causas da cor. *The physics and chemistry of colour* (p. 481) Nova Iorque: Wiley.

LA©vesque, B., & Gauvin, D. (2007). Regulamentação microbiológica da natação recreativa no Canadá: está na altura de mudar? *Canadian Journal of Infectious Diseases and Medical Microbiology*, *18*(2): 153-157.

Lattante, S., Perulli, A., & Ani, M., (2014). Caracterização da composição de fase em interfaces em camadas espessas de misturas de polímeros por microscopia confocal de varredura a laser. *Journal of Polymers*, *2014*: 1-10.

Lee, C. J., Lee, L. H., & Koizumi, K. (2002). Vacinas de polissacarídeos para a prevenção de infecções bacterianas encapsuladas: Parte 1. *Infeção em Medicina, 19*(3): 127-133.

Llobet, E., Tomas, J. M., & Bengoechea, J. A. (2008). Polissacarídeo capsular: uma isca bacteriana para peptídeos antimicrobianos. *Microbiologia, 154*(12) : 3877-3886.

Makdoumi, K. (2011). Luz ultravioleta A (UVA). A fotoactivação da riboflavina como possível tratamento da queratite infecciosa. Orenbro, Suécia: Universidade de Orebro.

Martins, S., Combs, J., Noguera, G., Camacho, V., Wittmann, P., ... Walther, R. (2008). Eficácia antimicrobiana in vitro de uma combinação de riboflavina/UVA (365 nm) em isolados bacterianos e fúngicos: um possível novo tratamento para a queratite infecciosa. *Investigate Ophthalmology and Visual Science, 49*: 3402-3408.

Marziyeh, A., & Ahmad, S. (2014). Riboflavina (vitamina B2) e estresse oxidativo: uma visão geral. *British Journal of Nutrition, 111* (11): 1985-1991.

Matteu, E., & Thomas, D. (2009). Farmacocinética e farmacodinâmica de um medicamento antibacteriano. *Clínicas de Doenças Infecciosas da América do Norte, 23*(4) : 791-815.

McBride, S., Fischetti, V., LeBlanc, D., Moellering, R., & Gilmore, M. (2007). Diversidade genética em *Enterococcus faecalis*. *Plos ONE*, *2*(7) : e582.

McKenzie, R., Bodeker, G., Scott, G., Slusser, J., & Lantz, L. (2006). Geographic differences in erythema-weighted ultraviolet measured at USDA mid-latitude sites. *Photochemical and Photobiological Sciences, 5*: 2223-2226.

Mirshafieh, H., Sharifi, Z., Hosseini, S.M., Yari, F., Nikbakht, H., e Latif, H. (2015). Efeito da luz ultravioleta e da riboflavina na inativação viral e na qualidade dos concentrados de plaquetas in vitro. *Avicenna Journal of Medical Biotechnology*, *7*(2): 57-63.

Molander, A., Reit, C., Dahlen, G., & Kvist, T. (1998). Estado microbiológico das obturações radiculares em dentes com periodontite apical. *International Journal of Endodontics, 31* (1): 1-7.

Morse, A. (2009). Reducing healthcare associated infections in hospitals in England (Reduzir as infecções associadas aos cuidados de saúde nos hospitais em Inglaterra). *Gabinete Nacional de Auditoria*. Disponível em https://www.nao.org.uk/report/reducing- healthcare-associated-infections-in-hospitals-in-england/.

Murray, B. E. (1990). The life and times of Enterococcus faecalis. *Reviews of clinical microbiology, 3*(1): 46-65.

Conselho Nacional de Investigação. (1989). Research Development Association (RDA) (10ª edição), *National Academy Press*, 132-137.

Olsen, J.H., Hertz, H., Kjaer, S.K., Bautz, A., Mellemkjaer, L., Boyce, J.D. (1996). Leucemia infantil após fototerapia na hiperbilirrubinemia neonatal. *Cancer Causes Control, 7*(4) : 411-414.

Phillip, E. T., Curry, A. G., & Wayne, L. K. (2005). Escherichia coli produtora de shiga-toxina e síndrome uraémica hemolítica. Seminar, 365: 1073-1086.

Podschun, R., & Ullmann, U. (1998). Klebsiella spp. como agentes patogénicos nosocomiais: epidemiologia, taxonomia, métodos de tipagem e factores de patogenicidade. Revisões de Microbiologia Clínica, 11(4): 589-603.

Powers, H. J. (2003). Riboflavina, vitamina B-2 e saúde. *American Journal of Clinical Nutrition, 77*(6): 1352-1360.

Randall, K. H., & Michael, G. J. (1996). *Capítulo 5: Microbiologia Genética Médica* (4ª ed.). University of Texas Medical Branch at Galveston.

Raymond, G., Matteu, P., & Christopher, M. (2005). *A utilização de luz visível a 500 nm e superior para matar agentes patogénicos no sangue e componentes sanguíneos*. Publicação do pedido de patente dos EUA, US2005/0282143A1.

Richards, G., Jürgen, S., & Kenshi, Y. (2006). *Métodos e composições para o tratamento de doenças e perturbações da pele*. W0200806060362A2.

Richards, M. J., Edwards, J. R., Culver, D. H., & Gaines, R. P. (2000) Nosocomial infections in combined medical-surgical intensive care units in the United States. *Infection Control and Hospital Epidemiology, 21* (8): 510-515.

Ristuccia, P. A., & Cunha, B. A. (1984). *Klebsiella spp. Microbiologia Clínica, 5*(7): 343348.

Rocas, I. N., Siquiera, J. F., & Santos, K. R. (2004). Associação do *Enterococcus faecalis* com diferentes formas de doença perirradicular. *Jornal de Endodontia, 30*(5): 315320.

Ruggenenti, P., Noris, M., & Remuzzi, G. (2001). Microangiopatia trombótica, síndrome hemalítico-urémico e púrpura trombocitopénica trombótica. *Kidney International*, *60*(3): 831-846.

Ryan, K.J., & Ray, C.G. (2004). *Microbiologia médica de Sherri: introdução às doenças infecciosas* (4ª ed.). McGraw Hill.

Sandor, P. S., Afra, J., Ambrosini, A., & Schoenen, J. (2000). Tratamento profilático da enxaqueca com beta-bloqueadores e riboflavina: efeitos diferentes na dependência da intensidade dos potenciais evocados auditivos corticais. *Céphalée, 40*(1) : 30-35.

Sato, K., Taguchi, H., Maeda, T., Minami, H., Asada, Y., Watanabe, Y., e Yoshikawa, K. (1995). A principal citotoxicidade da solução de riboflavina irradiada com ultravioleta A é devida ao peróxido de hidrogénio. *Journal of Investigative Dermatology, 105*(4) : 608612.

Sauer, A., Letscher-Brouw, W., Speg-Schatz, C., Touboul, D., Colin, J., Candolfi, E., Boursier, T. (2010). Eficácia do tratamento antifúngico in vitro com riboflavina/UV-A

(365 nm) e anfotericina B. *Explore Ophthalmology and Visual Science, 51*

(8): 3950-3953.

Saundra, D. D., & Ali, R. R. (2004). The emerging role of riboflavin in the treatment of nucleoside analogue-induced type B lactic acidosis. *AIDS Patient Care and STDs, 15*(12): 611-614.

Schoenen, J., Jacquy, J., & Lenaerts, M. (1998). Eficácia de doses elevadas de riboflavina na prevenção da enxaqueca. Um ensaio aleatório controlado. *Neurology, 50*(2): 466-470.

Schrier, A., Griebel, G., Attia, H., Trockel, S., & Smith, E. (2009). Eficácia antimicrobiana in vitro da riboflavina e da luz ultravioleta em *Staphylococcus aureus*, *Staphylococcus* aureus resistente à meticilina e *Pseudomonas aeruginosa*. *Jornal de Cirurgia Refractiva, 25*(9): S799-S802.

Conclusão do Comité Especial para as Substâncias GRAS (SCOGS). (1979). *Riboflavina-5'-fosfato*. U.S. Food and Drug Administration Proteger e promover a sua saúde.

Recuperado de. https://www.fda.gov/Food/IngredientsPackagingLabeling/GRAS/SCOGS/ucm26109 1.htm

Singleton, P. (1999). *Bacteria in biology, biotechnology and medicine* (5ª ed.). Universidade de Michigan: John Wiley.

Siddiqui, I. (2012). Significado, comportamento polarográfico e determinação de riboflavina. *Revista asiática de investigação bioquímica e farmacêutica, 2* (2): 69-81.

Smyth, E., Mcllvenny, G., Enstone, J., Emmerson, A., Humphreys, H., & Fitzpatrick, F. et al. A study of the prevalence of HCAIs in four countries in 2006: an overview of the results. *Journal of nosocomial infections*, *69*(3): 230-248.

Sure, B. (1932). O estado atual da vitamina B2 (G). *Journal of the American Medical Association, 99*(1): 26.

Thakuri, P.S., Joshi, R., Pandey, S., Taujale, S.D. e Mishra, N. (2011). Terapia fotodinâmica antibacteriana em *Staphylococcus aureus* e *Pseudomonas aeruginosa* in vitro. *Jornal da Faculdade de Medicina do Nepal, 13*(4): 281-284.

Centro de Investigação do Cancro Fred Hutchinson (1972). Centro de Investigação do Cancro, Seattle, Washington ; http://extranet.fhcrc.org/EN/sections/ehs/hamm/chapter4/section16.html/.

Todar, K. (2005). *Salmonella e salmonelose*. Recuperado em 2 de dezembro de 2008, de http://textbookofbacteriology.net/salmonella.html.

Todar, K. (2007). Lehrbuch der Bakteriologie, Departamento de Bacteriologia, Universidade de Wisconsin-Madison. http://www.textbookofbacteriology.net

Tsugita, A., Okada, Y., & Uchara, K. (1965). Inativação fotossensibilizada de ácidos ribonucleicos na presença de riboflavina. *Biochimica Biophysica Ata, 103*(2): 360-363.

Agência de Proteção Ambiental dos EUA. (2006). Ar e Radiação (6205J). EPA 430-K-06-002. Disponível em www.epa.gov/sunwise.

Departamento de Saúde e Serviços Humanos dos EUA. (2014). Serviço de Saúde Pública, Programa Nacional de Toxicologia. *Relatório sobre carcinogéneos* (13ª ed.). Recuperado em 2 de outubro de 2014, de http://ntp.niehs.nih.gov/pubhealth/roc/roc13/index.html.

Villanova, P.A. (2003). Norma reconhecida M7 A6: métodos para testes de suscetibilidade antimicrobiana por diluição de bactérias de crescimento aeróbio. In (6ª Ed). *Comité Nacional de Normas de Laboratórios Clínicos*.

Weigel, L. (2003). Análise genética de um isolado *de Staphylococcus aureus* altamente resistente à vancomicina. *Science, 302*(5650) : 1569-1571.

Williams, R. E. *(*1963*)*. O portador saudável de *Staphylococcus* aureus: sua prevalência e importância. *Bacteriological Reviews, 27*: 56-71.

Williams, R. e Bruce, N. (2002). A new application of an old electronic enzyme', an old yellow enzyme of the flavoenzyme family. *Microbiologia, 148*(6): 1607-1614.

Winters, L.R., Yoon, J.S., Kalkwarf, H.J., Davies, J.C., Berkowitz, M.G., Haas, J., & Roe, D.A. (1992). Riboflavin requirements and adaptation to exercise in elderly women (Necessidades de riboflavina e adaptação ao exercício em mulheres idosas). *American journal of clinical nutrition, 56*: 526-532.

Organização Mundial de Saúde (OMS). (1996). *Relatório sobre a saúde no mundo: combater a doença, promover o desenvolvimento,* Genebra.

Organização Mundial de Saúde (OMS). (2014). *Dados fornecidos pelos Estados-Membros através do Formulário de Notificação Conjunta da OMS/UNICEF e dos Gabinetes Regionais da OMS*, Genebra. http://www.who.int/immunization/monitoring _surveillance/en/, atualizado em julho de 2014.

Yee, A. J. (1999). Eficácia de uma dose elevada de riboflavina na prevenção da enxaqueca. *Neurology, 52*(2) : 431-432.

Yuvaraj, S., Premkumar, V. G., Vijayasarathi, K., Gangadaran, S. G., & Sachdanandam, P. (2008). Melhoria do estado antioxidante em mulheres pós-menopáusicas tratadas com tamoxifeno e cancro da mama com a coadministração de coenzima Q10, niacina e riboflavina. *Cancer Chemother Pharmacol, 61* (6): 933-941.

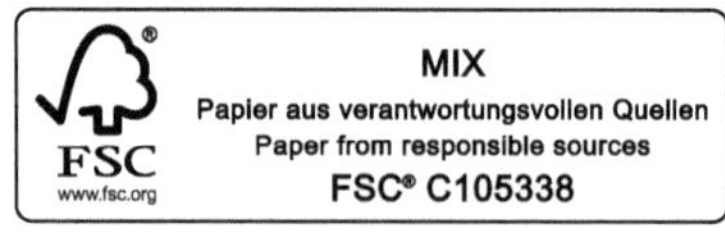

Printed by Books on Demand GmbH, Norderstedt / Germany